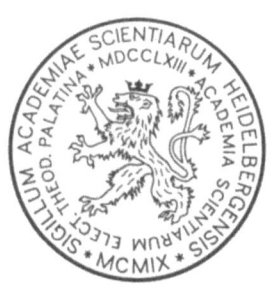

Sitzungsberichte der Heidelberger Akademie der Wissenschaften
Mathematisch-naturwissenschaftliche Klasse
Jahrgang 1986, 1. Abhandlung

Wilhelm Doerr

Hat das Menschengeschlecht eine biologische Zukunft?

Mit 18 Abbildungen

Vorgetragen in der Sitzung vom 12. April 1986

Springer-Verlag
Berlin Heidelberg New York Tokyo

Professor Dr. Dres. h.c. Wilhelm Doerr
em. Direktor des Pathologischen Instituts
der Universität Heidelberg
Im Neuenheimer Feld 220–221
6900 Heidelberg 1

ISBN-13: 978-3-540-16646-7   e-ISBN-13: 978-3-642-46584-0
DOI: 10.1007/978-3-642-46584-0

Das Werk ist urheberrechtlich geschützt. Die dadurch begründeten Rechte, insbesondere die der Übersetzung, des Nachdruckes, der Entnahme von Abbildungen, der Funksendung, der Wiedergabe auf photomechanischem oder ähnlichem Wege und der Speicherung in Datenverarbeitungsanlagen bleiben, auch bei nur auszugsweiser Verwertung, vorbehalten.
Die Vergütungsansprüche des § 54, Abs. 2 UrhG werden durch die „Verwertungsgesellschaft Wort", München, wahrgenommen.

© Springer-Verlag Berlin Heidelberg 1986

Die Wiedergabe von Gebrauchsnamen, Warenbezeichnungen usw. in diesem Werk berechtigt auch ohne besondere Kennzeichnung nicht zu der Annahme, daß solche Namen im Sinne der Warenzeichen- und Markenschutz-Gesetzgebung als frei zu betrachten wären und daher von jedermann benutzt werden dürften.
Satz: K + V Fotosatz GmbH, Beerfelden

Professor Dr. Curt Froboese,
dem Nestor
der Deutschen Pathologen,
dem hervorragenden Kenner
der Individualpathologie
zum 95. Geburtstag
am 3. Mai 1986
in herzlicher Verehrung

Hat das Menschengeschlecht eine biologische Zukunft?

Wer nach dem Woher und Wohin aller belebten Strukturen auf unserem Planeten frägt, kann verschiedene methodische Zugänge wählen, um eine Antwort zu finden. Ich spreche als Pathologe. Pathologen sind Ärzte mit besonderem Auftrag. Sie umgreifen die Biologie des Menschen auf ihre Weise. Der grundsätzliche ärztliche Auftrag gilt auch für uns. Er lautet, stark vereinfacht gesprochen: Minderung jedweden menschlichen Leidens! – Pathologen möchten die Krankheiten abschaffen!

Am 25. Oktober 1980 hatte unsere Akademie, damals unter Leitung von Herrn Otto HAXEL, in Ulm getagt. Ich durfte die Frage erörtern, ob Altern eine Krankheit sei. Damals hatte ich mich von allem Anfang an entschuldigt, daß ich in einem so differenzierten Kreise wie dem einer Gesamtsitzung den einen zu trivial, den anderen zu fachspezifisch sprechen müßte, den Philosophen wie ein Dilettant, den Theologen wie ein Ungläubiger, den gelernten Biologen aber als Ärgernis erscheinen könnte. Ich beurteile meine Lage heute ähnlich; bitte lassen Sie mich sagen:

Robert RÖSSLE[1], dem ich unendlich viel verdanke, charakterisierte meinen Berufsstand so:
Pathologen seien neugierig bewegt, wenn auch einseitig vertieft!

Bitte üben Sie also Nachsicht. – Sollte es gelingen, die konventionellen Krankheiten abzuschaffen, was wird dann? Werden dann nicht andere, bis jetzt nur undeutlich erkennbar gewesene Steuerungsmechanismen in das Leben des Individuums, aber auch der Species eingreifen? Wie alt wird der Mensch ohne Krankheit? Was bedeutet Alterung als solche, und was hat sie – eben das Uraltwerden – mit unserem Thema zu tun?

RÖSSLE, den ich Ihnen eben nannte, hatte 1948 in Basel einen Vortrag gehalten über das Thema „Warum sterben so wenig Menschen eines natürlichen To-

---

[1] Robert RÖSSLE, geb. am 19. August 1876 in Augsburg, verst. am 21. November 1956 in Berlin; o. ö. Professor der Allgemeinen Pathologie und pathologischen Anatomie an den Universitäten Jena (1911–1922), Basel (1922–1929), Berlin (Friedrich Wilhelm-Universität 1929–1948), o. Mitglied der Preußischen Akademie der Wissenschaften.

des?" – Er meinte den Tod ohne Krankheit im klinischen Sinne und natürlich ohne äußere Gewalteinwirkung. Damals war zum ersten Mal die Rede von *Langlebigkeitsgenen*. Heute kennen wir den „Hayflick-Faktor", eine genetische Begrenzung der vegetativen intermitotischen zellularen Regeneration. Wir wissen, daß einfache Zellen, etwa des Bindegewebes, beim Menschen 50, bei der Maus 20 Teilungen vollziehen, auch in der Zellkultur und unter optimalen Bedingungen, daß sie dann aber aufhören zu leben. 68% aller Menschen im Alter von über 75 Jahren stammen aus Familien mit „Längerlebigen". BAYREUTHER (1975; 1978) drückte das so aus: Da das Altern der Organe wahrscheinlich auf dem Altern der die Organe aufbauenden Zellen beruht, kann nur die Aufklärung der genetischen Mechanismen des zellulären Alterns zu einem Verständnis aller Vorgänge führen. Man erörtert *zwei molekularkinetische Vorstellungen*:

1. *Eine Programmtheorie:* Nach ihr stehen alle Phasen des Alterns unter der Kontrolle spezifischer Gruppen von Erbfaktoren;
2. *Eine Fehlertheorie:* Im Fortgang des Lebens entstehen Fehler bei der technischen Verwirklichung der genetischen Konstellation. Dabei treten Stoffe auf, die vorher nicht da waren; sie setzen irreversible Schäden, die Lebensuhr bleibt stehen.

Diese Vorgänge sind auch einer mathematischen Analyse zugänglich (WISSEROTH 1983). Zwischen der normalen Lebensdauer der Arten und der Replikation ihrer Fibroblasten besteht eine Korrelation. Die Populationsverdopplung der unser Leben tragenden zellularen Bausteineinheiten entspricht im Mittel der Zahl der Zellteilungsschritte. Jene werden durch die Kinetik der Wasserstoffbrückenspaltung im DNS-Doppelstrang bestimmt. Etwaige Fehler können zunächst durch Reparaturenzyme ausgeglichen werden. Eine Erschöpfung dieser Vorgänge läßt Störungen – Krankheit, Alterung oder Tod – entstehen. Altern sei eine „feldchemische Erscheinung", die Physikochemiker sprechen von der „quantenmechanischen Katalysetheorie".

Was bedeutet dies? Daß der Mensch unter Umständen älter werden könnte, als man angenommen hatte. Es bedeutet aber nicht, daß es ein ewiges Leben unserer irdischen Existenz gäbe. Dies hängt damit zusammen, daß alles und jedes auf dieser Erde durchgreifenden Gesetzen, etwa dem 2. Hauptsatz der Wärmelehre, unterliegt.

Damit sind wir beim eigentlichen Thema. Ich möchte so vorgehen:

1. Es muß etwas über das Alter unserer Erde, über das Alter unserer Biosphäre, über Evolution schlechthin und natürlich die von homo sapiens gesagt werden.
2. Welche Besonderheiten seiner Organisation haben den Menschen zu dem gemacht, was er hatte werden dürfen?
3. Gibt es Grenzen der prospektiven Entwicklung und wo liegen diese?
4. Wie könnten etwaige Schranken und Engpässe überwunden werden?

Albrecht UNSÖLD hatte auf der Jahrestagung der LEOPOLDINA (1975) auseinandergesetzt, daß die *Geschichte unserer Erde* mehr als 4 Milliarden Jahre zurückreicht *(Abb. 1)*. Die allerersten primitiven Lebewesen traten wahrscheinlich vor 3,2 Mrd. Jahren auf. Es handelte sich um *Blaualgen,* aufgefunden in Gesteinsplatten Südafrikas. Ihre Lebenstätigkeit dürfte in der Photoassimilation von CO_2 bestanden haben. Die Sauerstoffatmosphäre kam erst später. Andere „Lebensspuren" sind folgende: In den Bruchstücken eines *Meteoriten,* der 1969 in Australien niederging, gelang der Nachweis von 6 Aminosäuren, die auch heute gut bekannt sind[2] (jedoch in racemischen Gemischen vorlagen), *und* von 12 „unnatürlichen" Aminosäuren. *Sodann:* An 100 Stellen im Weltraum ist der Nachweis von Ammoniak, von Formaldehyd und Cyanwasserstoff, also sogenannter Schlüsselsubstanzen für die abiotische Entstehung organischer Moleküle

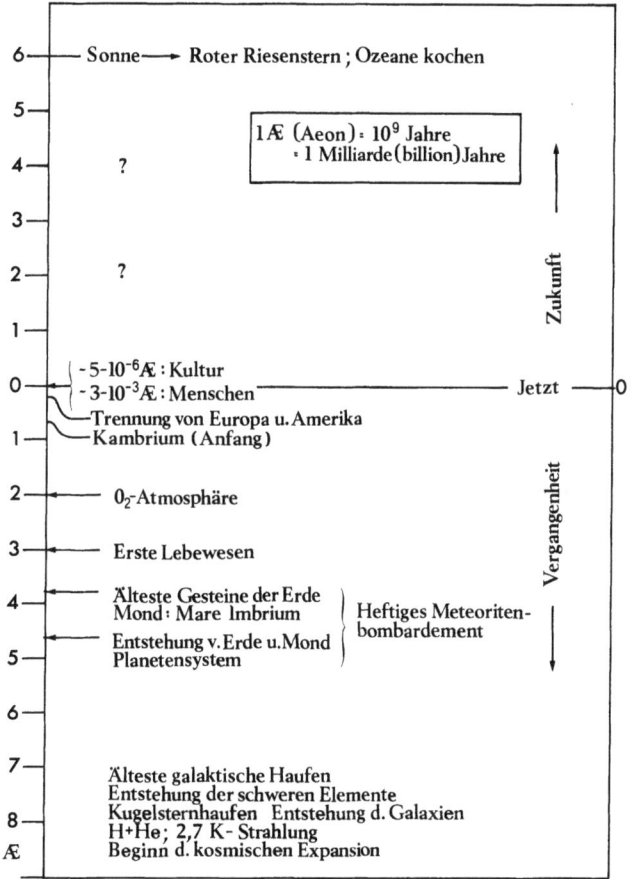

Abb. 1. „Vergangenheit" und „Zukunft" der Erde und des Weltalls nach Albrecht UNSÖLD (Leopoldina 1973/1975)

---

[2] Glycin, Alanin, Valin, Prolin, Asparagin-, Glutaminsäure.

gelungen (ZWILLING 1980). Man darf sich also vorstellen: Die *präbiotische Evolution* läuft ab als Selbstorganisation der Biomoleküle zu einer Hierarchie wachsender Komplexität. Denkt man diese Aussage zu Ende, scheint es erlaubt, drei Hauptphasen der Evolution zu unterscheiden *(Abb. 2)*. Die Struktur unserer Welt läßt sich in einer logischen Sprache beschreiben. Das Buch der Natur ist nach GALILEI in mathematischer Sprache geschrieben. Die Zugehörigkeit des

I. Anorganische oder kosmologische Phase
  Mechanismus: Physikalische Prozesse, chemische Reaktionen
  Organisationsgrad: Strahlung, subatomare Partikel, Atome, Moleküle

II. Organische oder biologische Phase
  Mechanismus: konkursierendes Wachstum, Selektion
  Organisationsgrad: Moleküle aus 10^5 Atomen, Lebewesen

III. Humane oder psychosoziale Phase
  Mechanismus: Zielbewußtheit
  Organisationsgrad: Menschliche Gesellschaft

Abb. 2. Schematische Darstellung der Hauptphasen der Evolution nach ZWILLING (1980)

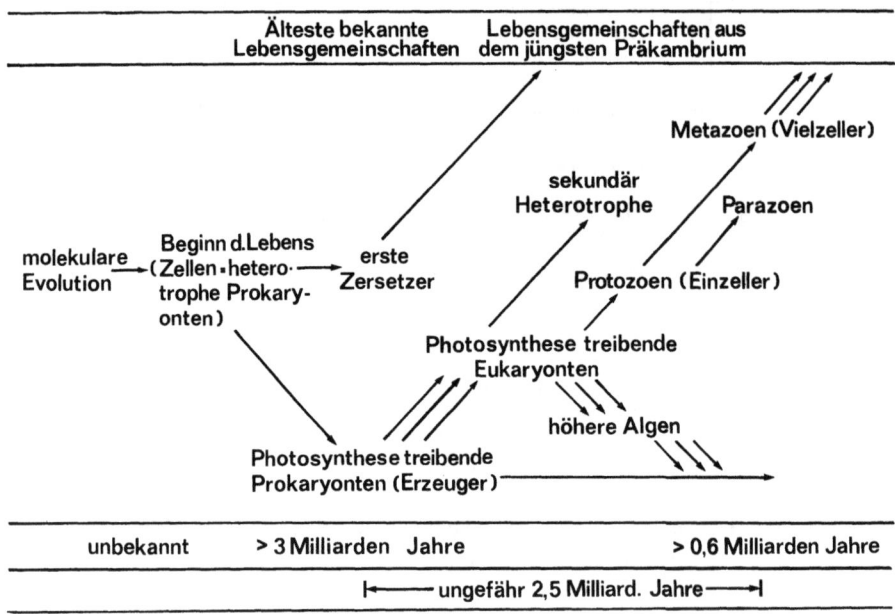

Abb. 3. Auftreten des „Lebens" während der evolutiven Vergangenheit

Menschen zur Biosphäre ist unbestritten. Unser Leben ist eingebettet in die Entwicklung des Universums. Die Theorie der Evolution ist das tragende Prinzip der aktuellen Biologie. Die moderne Evolutionstheorie erhebt den Anspruch, daß sie im wesentlichen die Gesetze kennt, nach denen sie sich abgespiegelt hatte. Es gibt keinen grundsätzlichen Zweifel an der Gültigkeit der Evolutionslehre; es gibt keine theoretische Alternative, die man ernst nehmen kann[3].

Für die Richtigkeit einer Theorie braucht wohl kein eigentlicher Beweis geführt zu werden, wenn der Nachweis gelungen ist, daß die Theorie alle Versuche, sie zu widerlegen, überstanden hat (MAYR 1975).

Wir knüpfen noch einmal an den Ausgangspunkten an *(Abb. 3)*. Der gesamte Zeitplan kann durch ein *synoptisches Schema* von COLBERT (1965) ergänzt werden *(Abb. 4)*. Im Devon ist eine evolutive Explosion entstanden. Die Lungenatmung wurde fester Besitz. In der Steinkohlenzeit wurde der entscheidende evolutive Schritt getan. Es erschien das *Amniotenei (Abb. 5, 6)*. Dadurch wurden die landlebenden Wirbeltiere von ihrer Abhängigkeit von Meeren und Seen befreit. Jetzt entstanden säugetierähnliche Reptilien. Im Trias traten zwei Besonderheiten auf

— landlebende Tetrapoden kehrten ins Wasser zurück, die Lungenatmung wurde beibehalten;
— die Luft wurde erobert durch fliegende Reptilien, später durch Vögel.

Sie wissen, daß die Evolutionslehre mit dem Namen Charles DARWIN verbunden ist. Er hat uns *zwei* Theorien gegeben: die *Deszendenztheorie* und die *Selektionstheorie*. Erstere hebt ab auf die Herausarbeitung der stammesgeschichtlichen Entwicklung der Lebewesen und deren verwandtschaftliche Verknüpfung, letztere hat es mit kausalen Mechanismen zu tun. Die Selektion ist der richtunggebende Faktor in Raum und Zeit (MAYR 1975). Man hat diese Ereignisse als Resultante aus zwei Geschehensabläufen bezeichnet: *Transformation* sei der vertikale, *Diversifikation* der horizontale Vorgang (MAYR 1982). Dietrich STARCK in Frankfurt nennt dies eine „synthetische Evolutionslehre" (1978).

Einen Stammbaum für den Menschen hat DARWIN nie gegeben. Er hinterließ aber ein *allgemeineres Schema*. Es sollte zeigen, wie man sich im Ablauf der Phylogenie die Bildung von „Arten" vorstellen könnte. Das Schema wollte klarmachen, wie in einer *speziativen Radiation* von günstigen Typen neue und adaptative Radiationen angestoßen werden. Die Seitenlinien werden von negativen Selektionsdrucken erfaßt und verschwinden. Die Entstehung einer immer neuen Artenvielfalt verlangt *einen* Preis, den Tod (ALTNER 1981a).

---

[3] Es gibt immer wieder kritische Stimmen; sie heben darauf ab, bestimmte Ungereimtheiten zu demonstrieren; grundsätzliche Einwände sind trotz gegenteiliger Versicherungen nicht erkennbar (HOYLE und WICKRAMASINGHE 1981; GEORGE 1984).

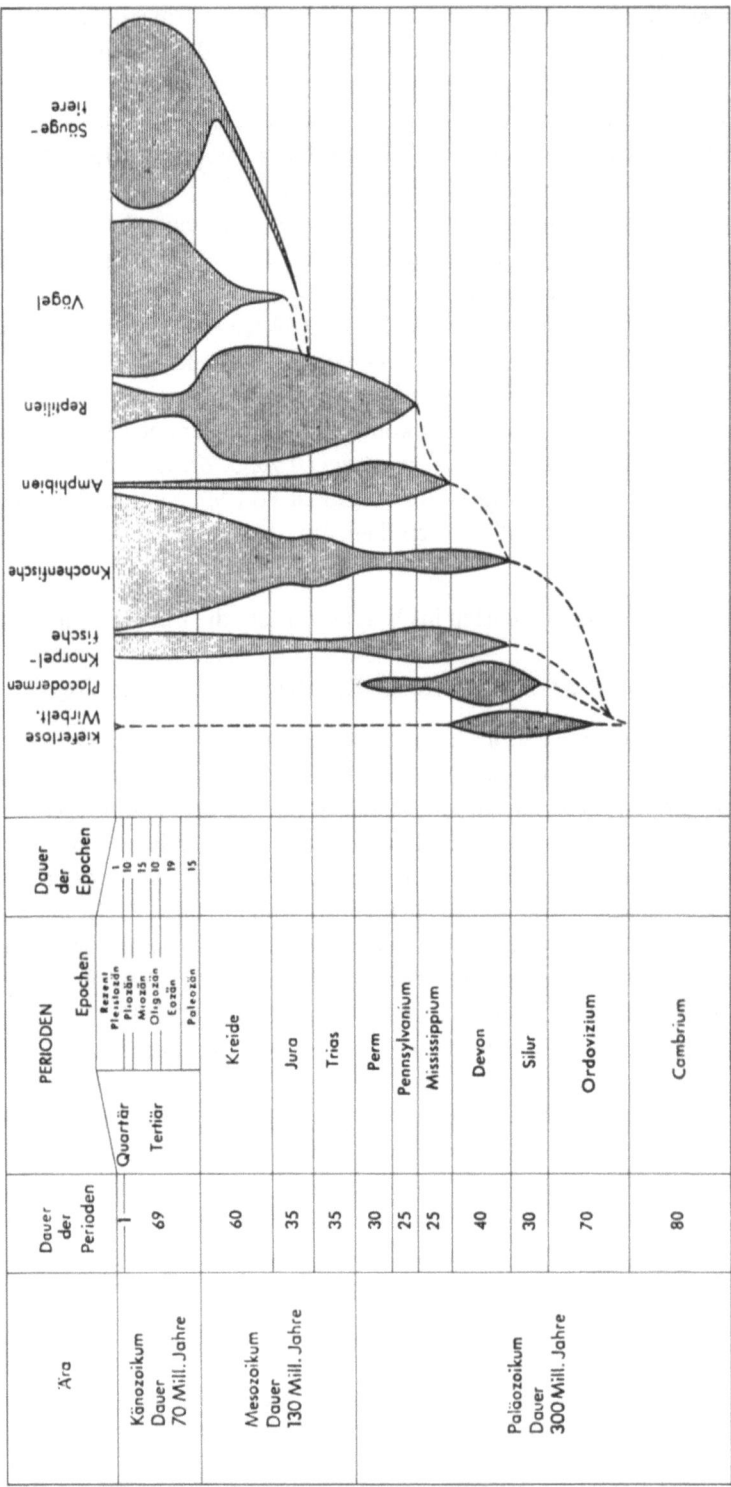

Abb. 4. Synoptisches Schema von COLBERT. Darstellung der sog. evolutiven Explosion, vorwiegend im Devon

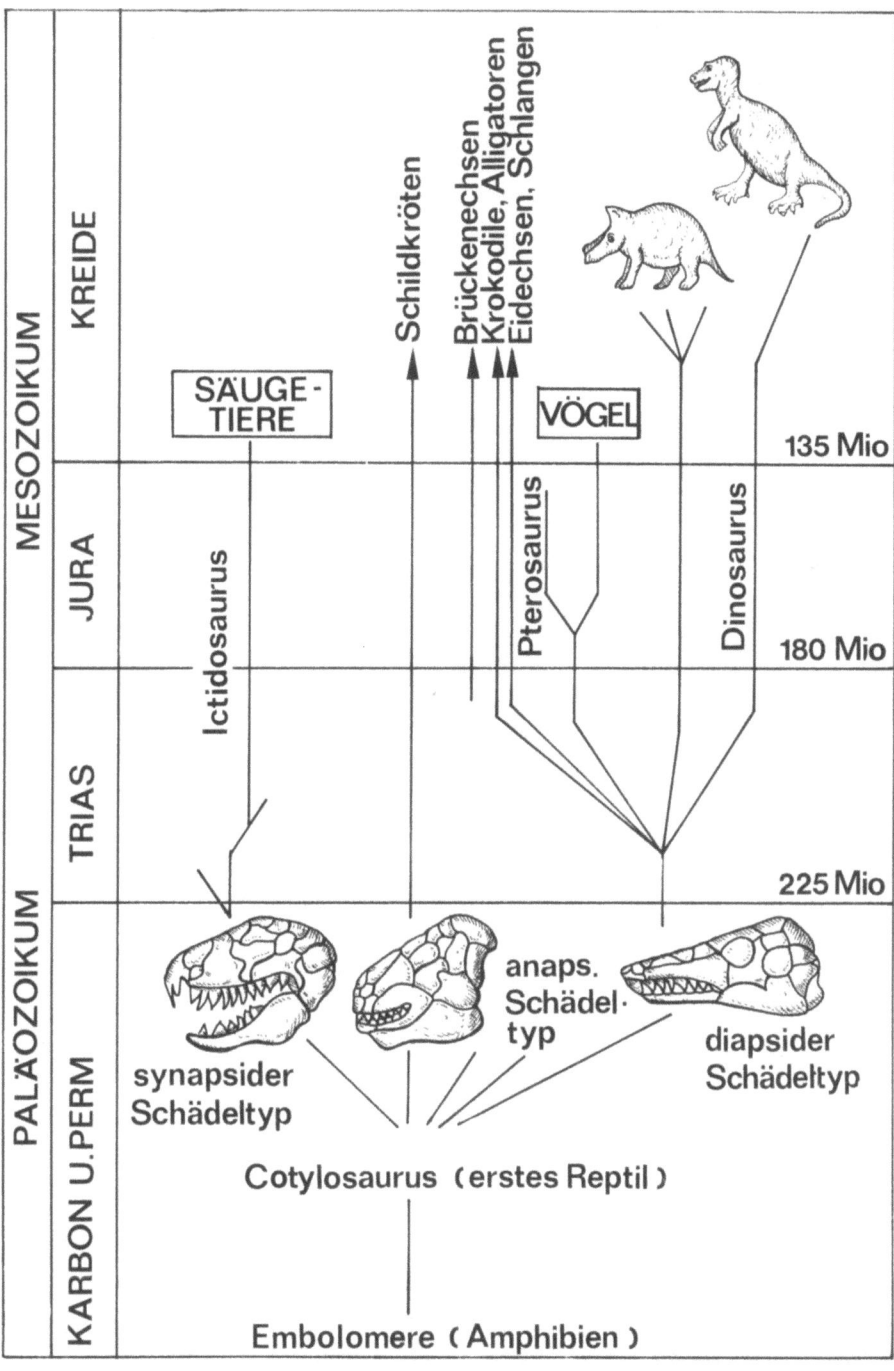

Abb. 5. Schematische Darstellung des in die Steinkohlenzeit fallenden entscheidenden evolutiven Schrittes: Auftreten von Reptilien, aus denen sich die ersten Säugetiere entwickelt haben dürften (nach HOYLE und WICKRAMASINGHE 1981; verändert)

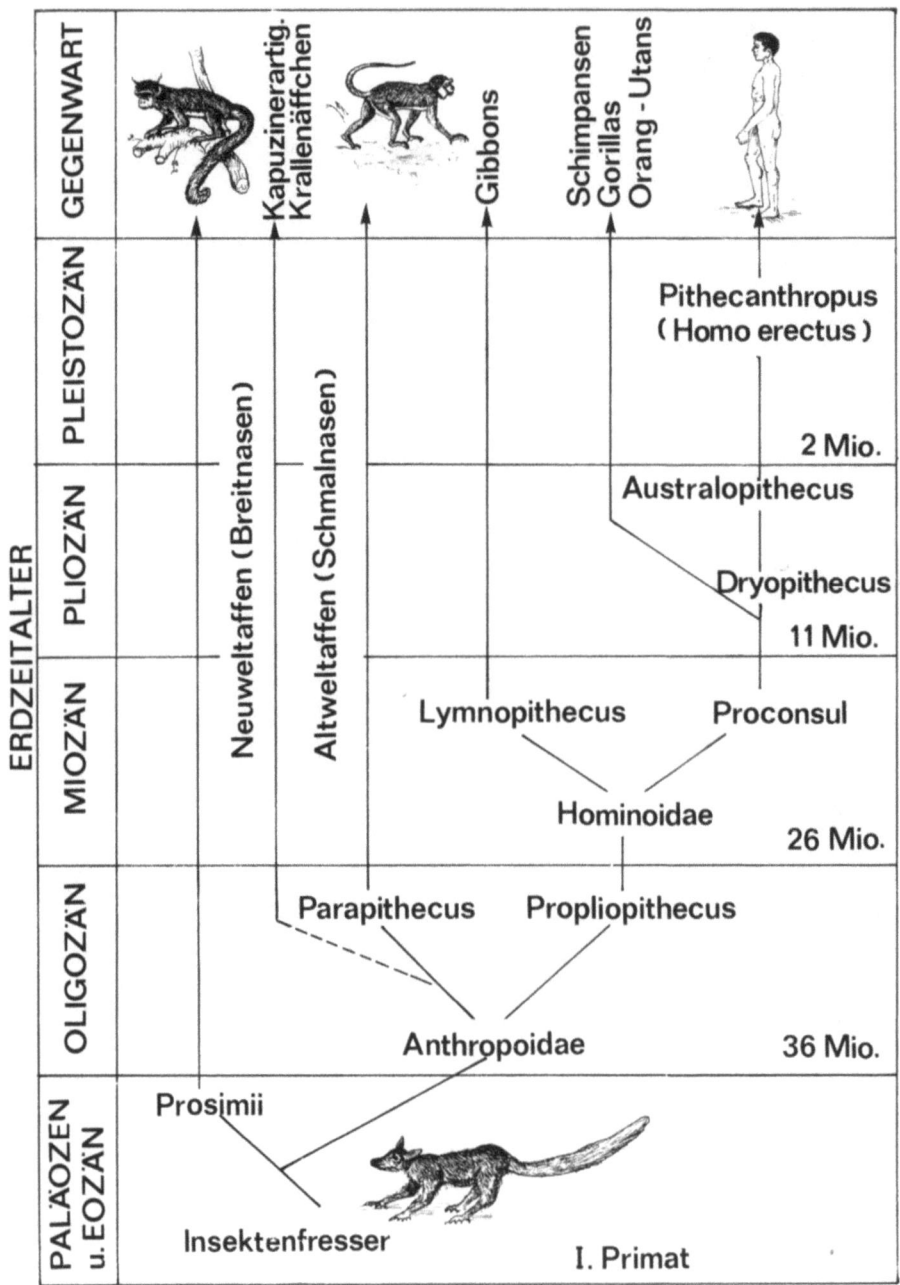

Abb. 6. Zuordnung der Menschwerdung „zeitlich" und „abstammungsmäßig". Mit den Insektenfressern besteht allenfalls eine „basale" Verwandtschaft
(nach HOYLE und WICKRAMASINGHE 1981; verändert)

Hat das Menschengeschlecht eine biologische Zukunft? 15

Wenn man an die Geschichte der Menschheit denkt, hat man so etwas wie die Zusammenstellung primitiver Schädelformen vor dem (geistigen) Auge *(Abb. 7)*. Ich berichte stark vereinfacht:

- *Proconsul africanus* lebte vor 17 Mill. Jahren, – auf Bäumen und von Früchten.
- *Sivapithecus* stellt die asiatische Stammlinie dar, wahrscheinlich von den „Afrikanern" durch die Kontinentalverschiebung abgesprengt.
- *Australopithecus afarensis* soll vor 3,7 Mill. Jahren auf dem Gebiet des heutigen Tansania gelebt haben.

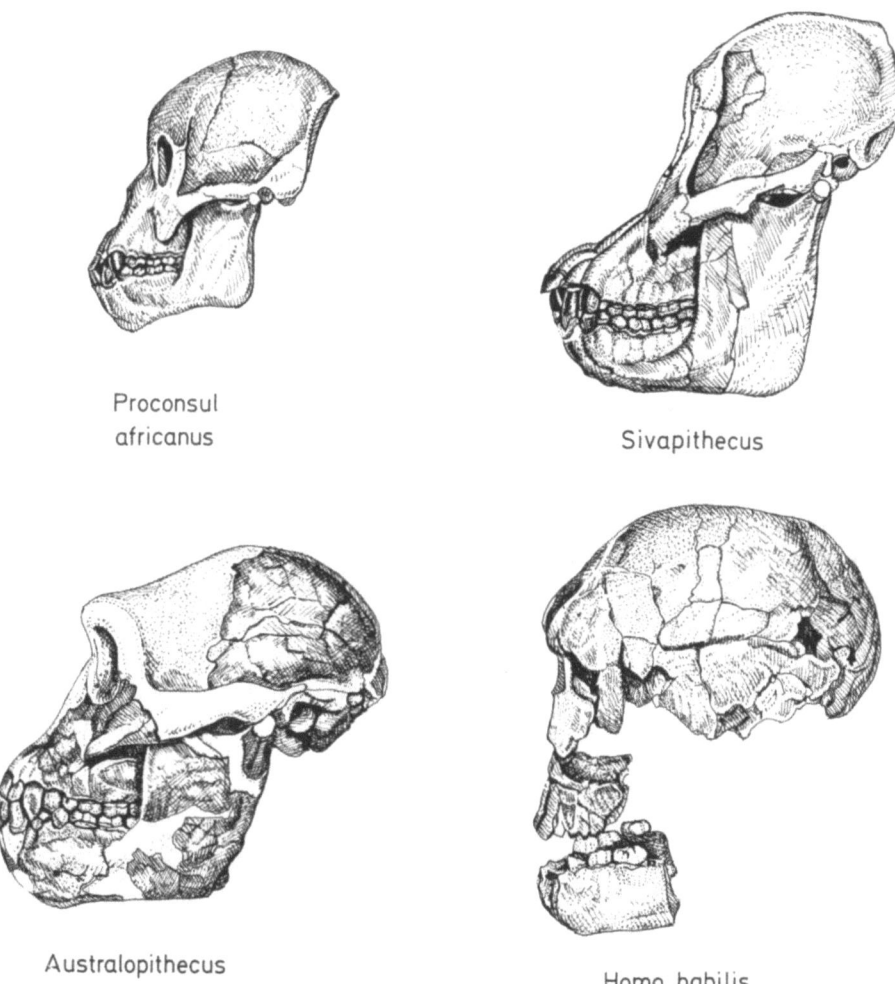

Abb. 7. Zusammenstellung der Schädelformen der wesentlichen Etappen auf dem Gebiet der Menschwerdung (nach den Angaben von David PILBEAM 1984; verändert)

– *Homo habilis* lebte vor 1,7 Mill. Jahren. Steppenbewohner waren „Allesfresser", David PILBEAM (1984) nannte sie „Totschläger", sie hatten die größeren prospektiven Potenzen.

Diese Dinge sind sehr im Fluß. Es erscheinen ständig neue Mitteilungen, auch in der Laienpresse (WEAVER und BRILL 1985). Ich halte mich an die sorgfältigen Arbeiten von Adrienne L. ZIHLMANN (1985/86) aus Santa Cruz: klassische morphologische Paläontologie, molekulare Anthropologie (Bestimmung der Sequenz-Unterschiede von DNS und Proteinen), Verhaltensforschung, Klärung der Ernährungsbedingungen und -möglichkeiten wurden abgewogen. In Äthiopien – in der Hadar-Region des Afardreieckes – wurde das zu 40% erhaltene Skelett von *„Lucy"*, einem Vormenschen, dessen „Alter" mittels der Radio-Isotopen-(Kalium-Argon)Methode auf 3 Millionen Jahre veranschlagt wurde, gefunden und in Berkeley analysiert.

Das älteste Geschöpf, das man mit Sicherheit als *„Mensch"* bezeichnen kann, wurde von LEAKEY 1959 in Afrika gefunden *(Abb. 8)*. Das Schädelvolumen wurde auf 1300 ml geschätzt. Es soll eine Werkzeugindustrie bestanden haben. Australopithecus boisei hat von Afrika aus die ganze Welt besiedelt. Man hat berechnet, daß jede Generation dieser Species um jeweils nur 25 km weiterrückte. Innerhalb von 15000 Jahren sollen über die afro-asiatische, also die vorderasiatische Landbrücke Europa und Asien besiedelt worden sein. Es bestehe kein Unterschied zwischen dem Peking-Menschen und dem Australopithecus boisei.

Wer am *Rheingraben* wohnt, macht sich immer wieder Gedanken über die Erdgeschichte. Eine Nord-Süd-Achse verläuft von der Rhône zum Rhein, die Transversalachse folgt dem Laufe der Donau, die Burgundische Pforte vervollständigt die Gliederung. Ich zeige die *Fundorte der Skelettreste* vorgeschichtlicher Menschen in unserer südwestdeutschen Heimat *(Abb. 9)*. Bitte beachten Sie *Mauer* bei Heidelberg. Wenn man die wichtigsten Funde aus der Stammesgeschichte des Menschen in Süddeutschland chronologisch ordnet *(Abb. 10)*, ist man erstaunt über die zeitlichen Dimensionen. Der homo heidelbergensis hatte vor mehr als 400000 Jahren gelebt. Er lag nicht in der eigentlichen Entwicklungslinie zu homo sapiens sapiens. Hierunter versteht man den Cromagnon-Menschen vor etwa 20000 Jahren, hinlänglich bekannt durch technische und künstlerische Fertigkeiten. Nach HEBERER liegt das Tier-Mensch-Übergangsfeld etwa 10 Mill. Jahre zurück, nach ZYLMAN (1985/86) vielleicht sogar nur 5!

Mit dem Wort „Entwicklung" denkt man an zweierlei: *an das Werden der Natur* in uns, mit uns, um uns *und* die *Differenzierung des Denkens* (Walther GERLACH 1975). Alle Gesetze der Mathematik gelten auch auf dem fernsten Stern (HEISENBERG, zitiert nach MOHR 1983). Und Johannes KEPLER, den man den „Ethiker der Naturforschung" nennen kann, soll gesagt haben: Der Mensch, gerade noch im Mittelpunkt der Welt, jetzt auf einen kleinen Planeten versetzt, ist befähigt zu einem, wenn es die Frömmigkeit zu sagen erlaubt, Erkennen von der gleichen Art wie das Göttliche. *Und weiter:* Die Geometrie ist einzig und ewig ein Widerschein aus dem Geist Gottes. Daß die Menschen an ihr teilhaben, ist mit eine Ursache dafür, daß der Mensch ein Ebenbild Gottes ist (Max CASPAR 1948; Walther GERLACH 1961).

In der Geschichte des Kosmos sind Gestalten entstanden, die vorher nicht da waren (v. WEIZSÄCKER 1975). Die Gestaltenentstehung ist mit dem 2. Hauptsatz der Wärmelehre zu vereinbaren. Bei niederen Temperaturen ist auch in der physikalischen Chemie der Zustand des thermodynamischen Gleichgewichtes ein solcher von „Gestaltenreichtum" und nicht von „Gestaltenarmut". Alles Leben entwickelt sich aus einem gemeinsamen Ursprung (KÜPPERS 1980/81). Moderne Pathologen sind durch die Schule der *Gestaltphilosophie* gegangen (DOERR 1984). Die Besonderheit der Lebensstrukturen, auch sub specie pathologiae, beruht nicht auf einem chemischen Mysterium, sondern auf Organisiertheit. Es handelt sich um ein Problem der Ordnung, der räumlichen und zeitlichen Zuordnung im molekularen Bereich. Die „Morphologie komplexer Grenzen" ist einer

Mensch in Mitteleuropa seit 500 000 Jahren
　　homo sapiens sapiens
　　　　Cromagnon
　　homo sapiens
　　　　Steinheim vor 250 000 J. Schädelvolumen 1200 ml
　　homo erectus
　　　　homo heidelbergensis
　　　　　　vor 400 000 J. Schädelvolumen 800 ml
　　homo habilis
　　　　Olduvai-Höhle Tansania Schädelvolumen 700 ml
Australopithecus boisei (R.E.Leakey)
　　　　vor 3,6 Mill. J. Schädelvolumen 1300 ml
　　robuster Typ: Körpergröße 140 cm, Vegetarier
　　　　Waldbewohner
　　graziler Typ: Körpergröße 125 cm, Fleischfresser
　　　　Savannenbewohner
　　　　hiervon möglicherweise Ableitung d.
　　　　rezenten homo sapiens??
Australopithecus africanus
　　　　RiftValley, nördl. Tansania,
　　　　Schädelvolumen 450 ml
"human ancestral stock"
　　　　vor 5-6 Mill. Jahren
　　　　Afrika: Kenya, Tansania, Äthiopien,
　　　　Sterkfontein / SA
Ramapithecus　　vor 12 Mill. Jahren
　　　　Afrika, Europa, Asien
Ägyptopithecus　　vor 40 Mill. Jahren

Abb. 8. Chronologie der Menschwerdung
(nach DOERR, Verh. Dtsch. Ges. Path. 1983, S. 671)

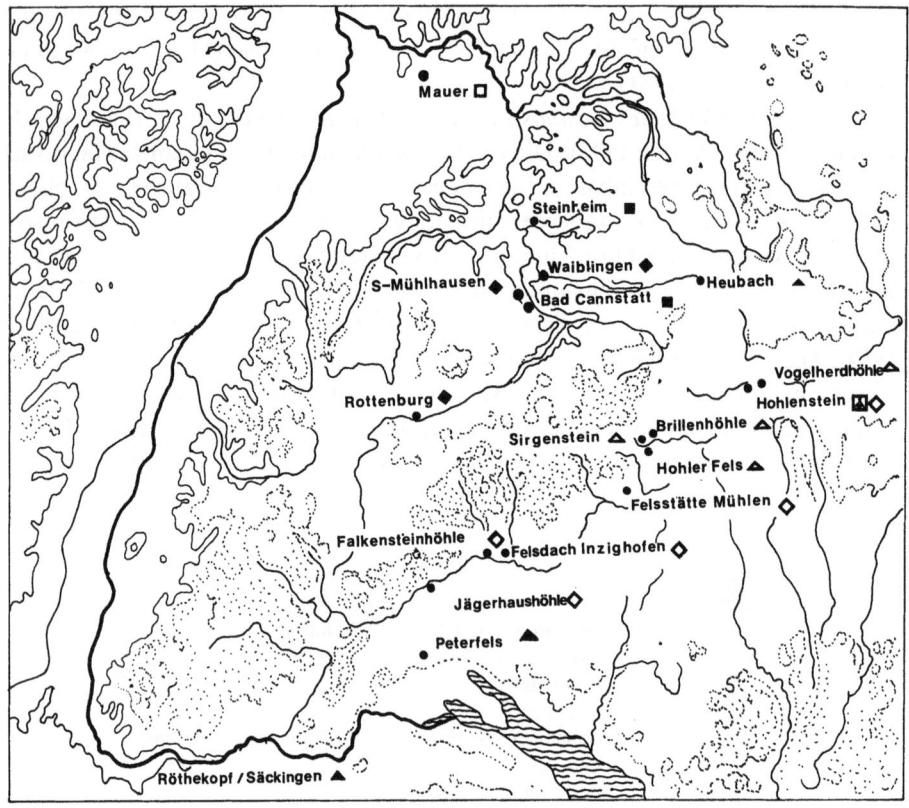

Fundorte menschlicher Skelettreste aus verschiedenen Zeiten

- ◻ Altpleistozän
- ■ Mittelpleistozän
- ◻ Jungpleistozän, früh (Neanderthaler)
- △ Jungpleistozän, früh
- ▲ Jungpleistozän, spät
- ◇ Holozän, Mittelsteinzeit
- ◆ Holozän, Jungsteinzeit

Abb. 9. Karte der Fundorte menschlicher Reste aus dem Pleistozän in Südwestdeutschland (nach CZARNETZKI 1983)

mathematischen Analyse zugänglich und kann durch sogenannte Computergraphik simuliert werden (PEITGEN und RICHTER 1984). Mit v. BERTALANFFY sprechen wir, jedenfalls für den Bereich der Biologie, von einer *organismischen Betrachtungsweise* (1928; 1957; 1965). Organismisch ist alles Denken, das auf die zunächst empirisch erschlossene Tatsache der Gesamtheit und Individualisiertheit des Lebens ausgerichtet ist. Wer so arbeitet, steht auf einem systemanalytischen Standpunkt. *Lebende Systeme* gelten als thermodynamisch offene Systeme

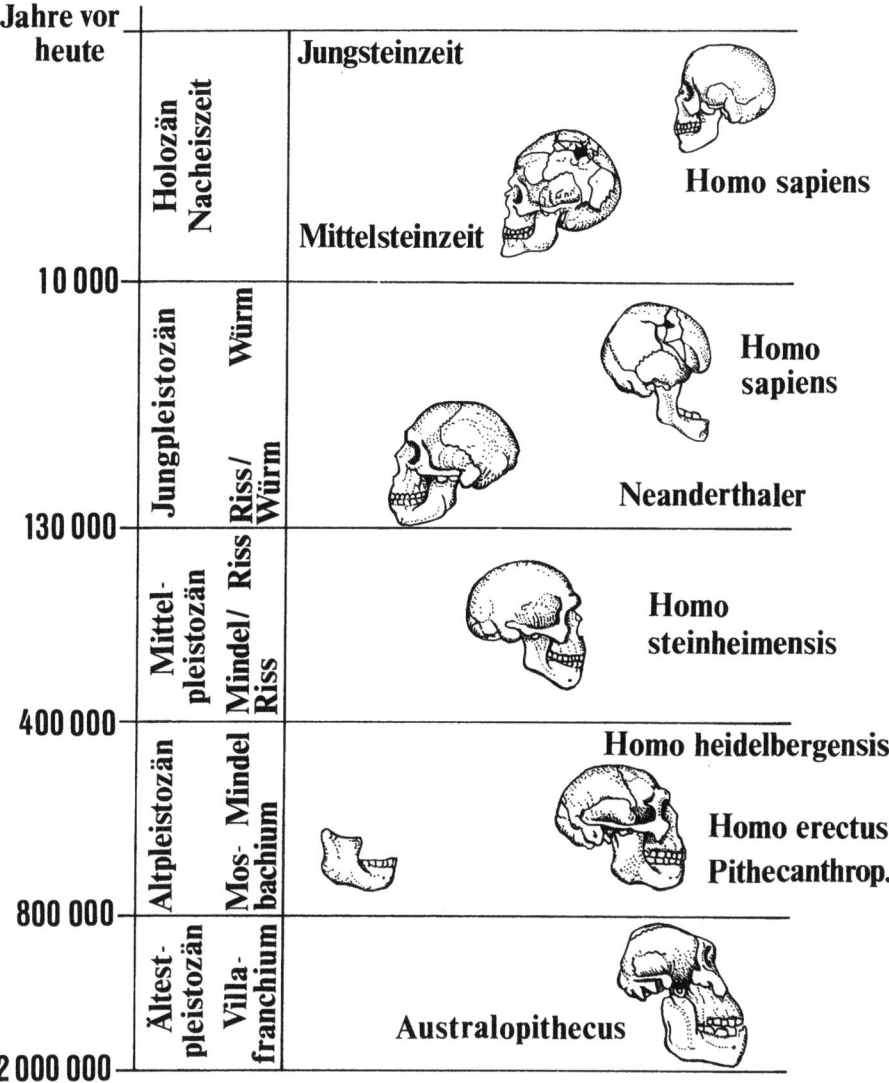

Abb. 10. Folge der wichtigsten Funde aus der Stammesgeschichte des Menschen in Süddeutschland

(v. BERTALANFFY 1965). Ihre Grundeigenschaften sind Metabolismus, Selbstreproduktivität und Mutabilität. Lebende Systeme besitzen auch invariate Eigenschaften (PRIGOGINE 1980; KÜPPERS 1980/81). Es ist das Verdienst von PRIGOGINE, der verallgemeinerten Thermodynamik offener Systeme eine Form gegeben zu haben, die es gestattet, komplizierte Erscheinungen, wie die Übergänge von einer Gleichgewichtsstruktur auf eine dissipative Struktur zu erfassen (TRINCHER 1981). Durch das Auftauchen irreversibler Prozesse entstehen Strukturen, die weit von einem Gleichgewicht im Sinne der physikalischen Chemie entfernt sind. Wenn biologische Systeme durch eine Informationsgröße beschrieben werden, kommt eine enge Beziehung zwischen Entropie und Organisation ins Spiel (TRINCHER 1981).

Die Evolution scheint kein Ziel zu verfolgen. Gleichwohl dürfen wir sagen: Für die Gestaltung unseres Lebens ist die Erwartung der Zukunft konstitutiv. Die Evolutionstheorie erklärt Anpassung und Fortschritt; sie erklärt die Existenz lebender Fossilien ebenso elegant wie die Tatsache, daß die allermeisten Evolutionslinien wieder ausgestorben sind (MOHR 1982; 1983).

Seit einigen Jahren wird erörtert, ob es nicht so etwas wie eine *„gewisse zeitliche Vorzugsrichtung"* im Ductus der evolutiven Ereignisabfolge gäbe (M. EIGEN 1975). Obwohl Mutation und Rekombination richtungslose Mechanismen sind, besitzt die Evolution gleichwohl eine Richtung, die ihr durch *Selektionsdrucke* verliehen wird (MAYR 1975, 1979). Selektionen als solche sind nicht deterministisch, sie sind probabilistisch. Das *Gen* ist die Einheit der Vererbung, das *Individuum* die Einheit der Selektion, die *biologische Art* die Einheit der Evolution. An allen drei Bezugsgrößen kann die Frage nach der Pathologie und die Frage nach der Zukunft des Menschen angreifen. Gen, Individuum und Species repräsentieren die Elemente des somatischen Fatum. Was die lebendige Masse von der anorganischen Welt unterscheidet, ist die Speicherung von Erfahrungen und deren Weitergabe an spätere Generationen, sei es durch Tradierung, also Überlieferung, sei es durch das genetische Programm.

Welche Besonderheiten seiner Organisation haben den Menschen zu dem gemacht, was er geworden ist?
Die Lehre vom Menschen, die *Anthropologie*, kann verschieden betrieben werden, im konventionellen und in einem aktuellen Sinne. Letztere Form hebt ab auf die *Doctrina geminae naturae humanae*, auf die Lehre von der Zwillingsnatur des Menschen, der als geistbetroffenes körperliches Wesen Stellung nehmen kann und muß zu sich selbst und zu seiner Umwelt. Er gilt als *création de soi par soi*. *So verstanden* ruht die Anthropologie als Ganzes auf zwei Säulen. Die Sache ist daher nicht so einfach. Denn *rechtes Menschenverständnis* ist nur zu erreichen auf dem Konvergenzpunkt der naturwissenschaftlich-experimentellen, der phänomenologisch-empirischen *und* der philosophischen Bemühungen. Ich bleibe bei den somatischen Aspekten. Um die besondere Stellung des Menschen im Kreis aller Lebewesen herauszuheben, wird seit Jahren auf den *Kephalisationsindex* hingewiesen. Man versteht darunter die Relation zwischen *Gehirngewicht* und *Körperoberfläche*. Der Index liegt beim Menschen mit Abstand am höchsten. Er beträgt 2,73; beim Schimpansen 0,96; beim Elefanten 0,86; beim Hund nur 0,39. Constantin v. ECONOMO, der weltberühmt gewesene Wiener Neurologe und Psychiater, der Erforscher der Encephalitis lethargica, hatte 1929 den Begriff der *„progressiven Cerebration"* geschaffen. Die Erfahrungen mit der Encephalitis hatten ihn gelehrt, daß ein Teil der seelischen Prozesse außerhalb der Großhirnrinde abläuft, daß die Rinde aber die, wie er es nannte, Repräsenta-

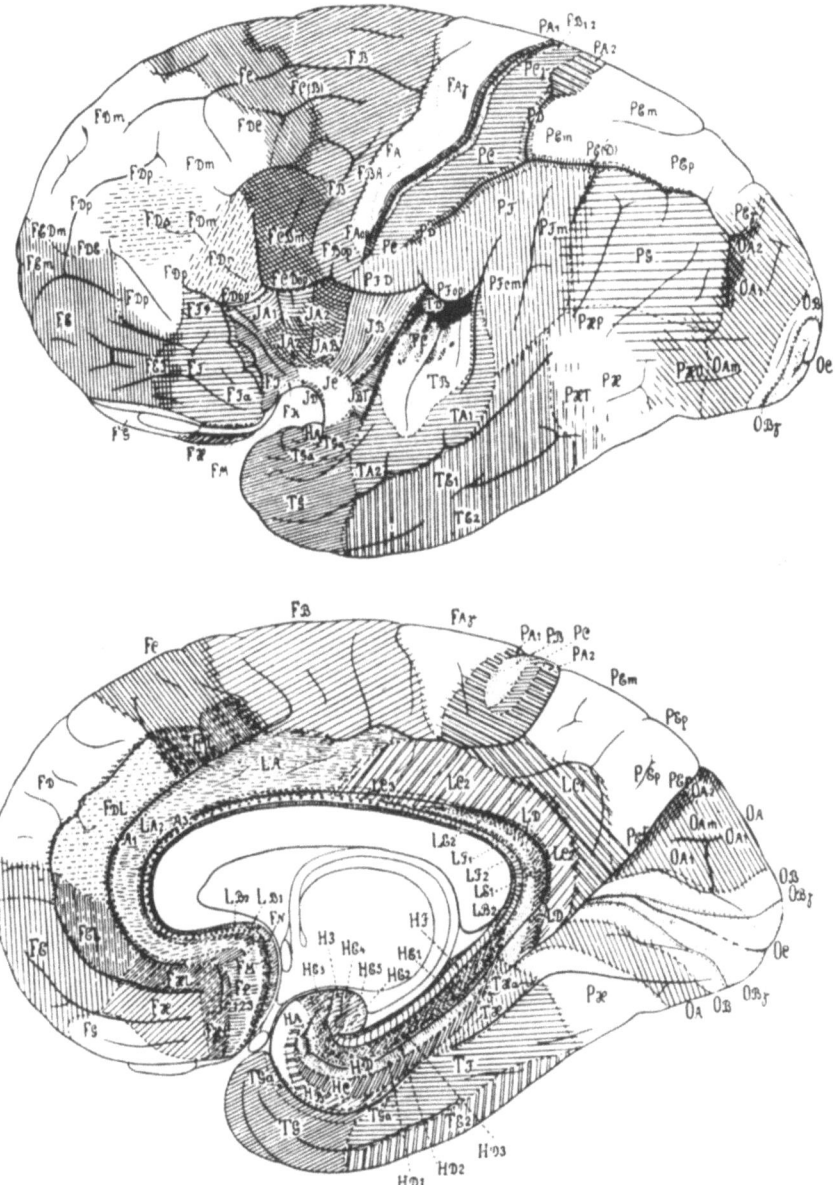

Abb. 11. Schema des menschlichen Großhirns durch Constantin von ECONOMO. Darstellung sog. Repräsentationsstellen nach dem Wissensstand von 1929

tionsstelle *(Abb. 11)* der höheren Intelligenz, des Gedächtnisses, des vernunftsgemäßen Handelns ist. Durch vergleichende Untersuchungen gelangte er zu folgender Aussage: Der Größenunterschied zwischen Tier- und Menschenhirn betreffe nicht die ganze Hirnmasse, sondern diejenigen Gebiete, welche für die höheren intellektuellen Tätigkeiten von Bedeutung sind, also das „vordere Stirn-" und das

„untere Parietalhirn". Das vordere Stirnhirn mache beim Menschen mindestens 30% der gesamten Hirnoberfläche aus. Telencephalisation bedeute nicht nur Massenzunahme, sondern feinere spezifische Differenzierung, Vermehrung und Neuerwerb architektonischer Felder. Progressive Cerebration bedeute also qualitative Weiterentwicklung.

Der Hirnforscher – Neuroanatom und -pathologe – Hugo SPATZ, der ein Freund meines Lehrers SCHMINCKE und daher häufig im Heidelberger Institut zu Gast war, den ich also persönlich kannte und oft gesprochen haben, hatte sehr betont die Auffassung vertreten (1955, 1961), daß der Mensch seinen Standort in der belebten Natur der Entwicklung seines Gehirns verdanke. Homo sapiens fossilis habe bereits ein großes Gehirn besessen. Bei Sir John ECCLES kann man lesen, daß das Hirngewicht des Neanderthalers bei 1500 g gelegen habe, also fast 300 g höher als bei der rezenten männlichen Bevölkerung in Heidelberg. SPATZ

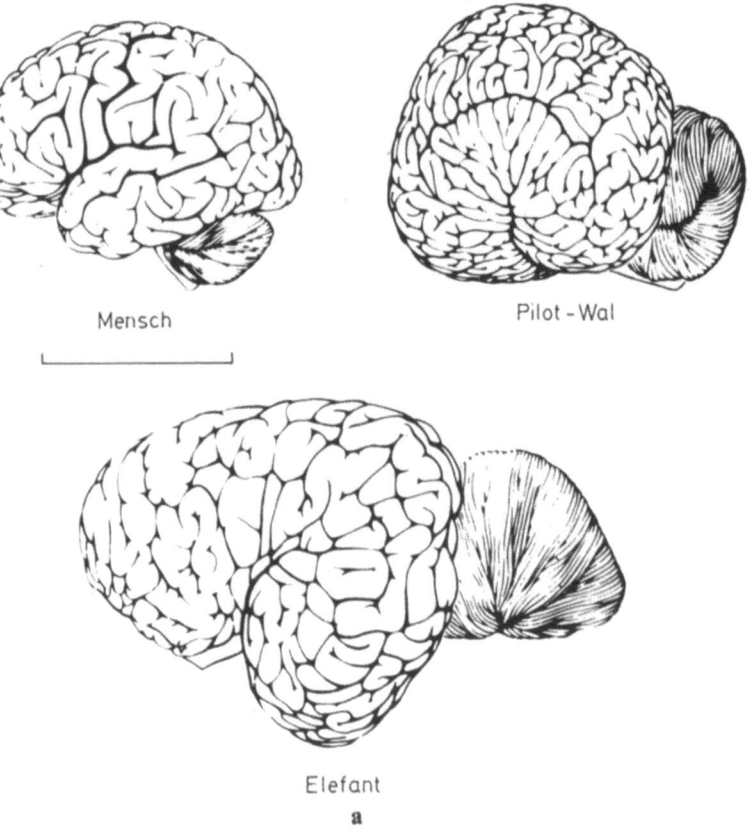

Abb. 12a, b. Gegenüberstellung der Gehirne von Mensch, Walfisch und Elefant. **a** In der Ansicht von links-lateral; **b** in der Ansicht von basal (entlehnt bei W. H. HAUG, Erg. Anat. Entw.gesch. 43:4, 1970)

meinte, man müsse cerebrale Leistungspotenz und cerebrale Leistungsentfaltung auseinanderhalten. Die schon lange zur Verfügung gestandene Gehirngewebemasse wäre erst nachträglich in Betrieb genommen worden. Hier läge eine Heterochronie vor, also eine zeitliche Dissoziation von Material- und Funktionsproblem. Nach RENSCH (1959) sei der entscheidende Schritt der Menschwerdung die Lösung unserer Vorfahren vom Baumleben, die ständige aufrechte Körperhaltung, die technische Bewältigung der Lokomotion mit den Mitteln ausschließlich der hinteren Extremitäten, die freie Benutzung der Arme und Hände, – durch dies alles aber eine Impulsgebung zum Gehirn und natürlich von diesem zurück. Ohne *ergon* kein *organon,* ohne daß die Hand begreift, könne das Auge nicht sehen. Allein die Sprache habe den Menschen menschlich gemacht.

Eine andere Auffassung geht dahin (GEHLEN 1966), daß die biologische Eigenart des Menschen durch den *Mangel an spezialisierten Organen* charakterisiert sei. Hominiden entstünden nur aus Hominiden, und nicht die Insektenfresser seien an den Anfang ihrer Stammlinie zu stellen. Nur der Mensch trage in bestimmter Hinsicht elementare Merkmale. Alle Säuger hatten in ihren Vorstufen

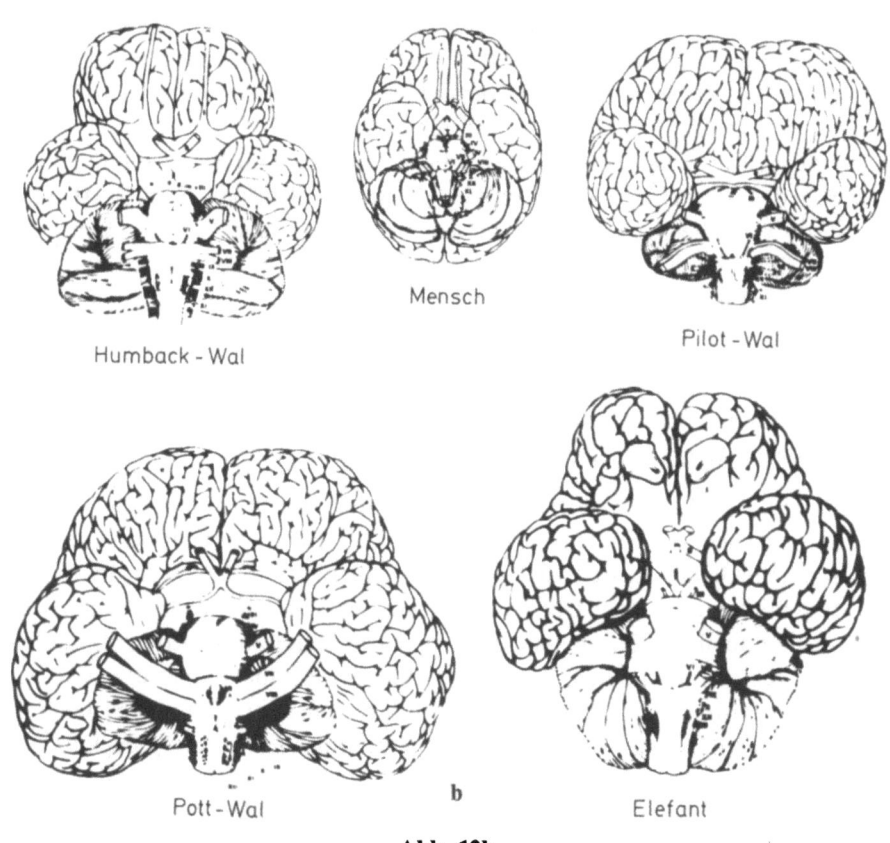

Abb. 12b

ursprünglich und vorübergehend eine aufgerichtete Körperhaltung besessen, diese aber bald verloren. Die Zusammenhänge wären dann so:

- Aufrichtung der Körperachse; sie bleibt nur bei den Vorstufen des Menschen ständig erhalten;
- sofortige und vollständige Befreiung der Hand;
- Erwerb der Sprache;
- Bewahren ausbaufähiger Gehirnformen.

Gegen alle diese Überlegungen spricht *eine* elementare Tatsache: Es gibt Lebewesen, die nicht das Glück hatten, sich in ihrer Stammesgeschichte aufrichten zu können, und die dennoch ein vorzüglich differenziertes, ja dem Menschen vergleichbares Gehirn besitzen. Ich nenne Wassersäuger und Elefanten und bediene mich der Darstellung von HAUG *(Abb. 12)*. Bei der Betrachtung von der Basis her wird die reiche Organisation der Zonen sichtbar, die uns noch beschäftigen werden. Das Gehirn der Delphine hat lebhafte Beachtung gefunden, und ich nenne nur die Arbeiten von PILLERI aus Waldau (Bern) schon vor 19 Jahren (1967).

Der Kephalisationsindex allein kann also nicht entscheidend sein. Vielmehr muß die *Zyto-* und *Angioarchitektur* berücksichtigt werden. Franz SEITELBERGER in Wien hatte schon 1972 auseinandergesetzt, daß sich die Anzahl der Nervenzellen an der Schwelle der Menschwerdung zweimal sprunghaft verdoppelt haben dürfte. Der größte Teil der Nervenzellen des menschlichen Gehirnes – angeblich 15 Mrd. – fände sich in der Großhirnrinde. Ihr Schichtbau wurde schon vor mehr als 60 Jahren durch Korbinian BRODMANN erarbeitet. Er sei am eindrucksvollsten differenziert in den sogenannten Zentralwindungen und der Sehrinde. Nach SEITELBERGER ist das Menschenspezifische der Zytoarchitektonik in zwei Grundtatsachen gelegen, der Individualisierung der Nervenzellen nach Größe, Form, Fortsätzen und vor allem der Interkonnektivität, also den Schaltmustern.

Da einigermaßen kompliziert gebaute Gehirne auch bei Elefanten und Wassersäugern (Walen) gefunden werden, müssen wir einräumen, daß wir die tieferen Zusammenhänge: Körperhaltung, Extremitätengebrauch, Sprache, Gehirnentwicklung noch nicht zweifelsfrei verstanden haben.

Kehren wir zu SPATZ zurück: An der Unterseite von Stirn- und Schläfenhirn des Menschen liegt der basale *Neocortex (Abb. 13)*. Er ist ein phylo- und ontogenetisch junges Gebiet. Er stellt den Schauplatz einer späten Etappe der Evolution des Menschengehirnes dar. Der basale Neocortex war bei fossilen Hominiden nicht voll ausgebildet. Gerade hier, d. h. in der vorderen und mittleren Schädelgrube des rezenten Menschen, liegen gut konturierte Impressiones digitatae der knöchernen Basis. Sie gelten als Zeichen dafür, daß dieses Hirngebiet noch in Entfaltung begriffen ist, jedoch den Höhepunkt seiner Entwicklung noch immer nicht erreicht hat. SPATZ hatte jahrelang auseinandergesetzt (1955; 1961; 1962; 1964; 1966), daß dieser Befund dafür sprechen könnte, daß die cerebrale Leistungsentfaltung beim Menschen einer Steigerung fähig sei.

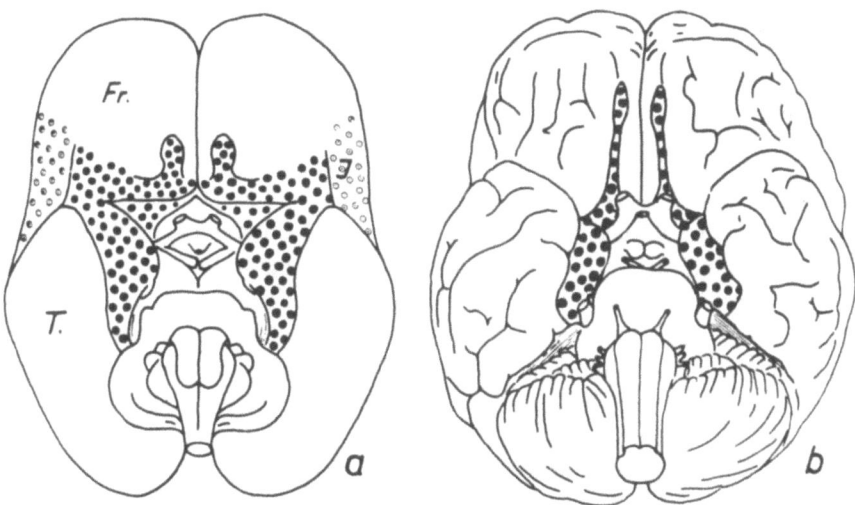

Abb. 13a, b. Schematische Darstellung des basalen Neocortex. **a** Gehirn des menschlichen Embryos aus der Mitte der Gravidität; **b** Gehirn eines erwachsenen Menschen. *Fr* = Teil des Frontalhirns, *T* = Teil des Temporalhirns (aus SPATZ 1955, verändert)

Diese Aussage ist wichtig:

1. Störungen des basalen Neocortex bewirken einen Zerfall der Gesittung, rühren also an die Substanz ethischer Werte. Die Differenzierung des ethischen Bewußtseins hat mit dem Tempo der technischen Leistungsentfaltung des homo faber nicht Schritt gehalten.
2. Wenn eine Weiterentwicklung des rezenten Menschen möglich wäre, so könnte diese durch funktionelle Anpassung der basalen telencephalischen Großhirnrinde erfolgen. Das Gehirn kann schwerer werden, es braucht aber im ganzen nicht größer zu werden!

Damit kommen wir zum 3. Punkt unserer Untersuchung: Gibt es Grenzen der prospektiven Entwicklung des Menschen und wo liegen diese? Ich vereinfache stark, und ich will nur drei kritische, somatisch begründbare Situationen ansprechen:

1. Die Beziehung zwischen *Hirngewicht, Gehirnvolumen, Kopfgröße und Gebärunfähigkeit* der Nascituri erscheint uns wie ein tragischer Konflikt. Eine progressive Cerebration, die mit einer Vergrößerung der Schädelmaße des Fetus einherginge, würde zu Schwierigkeiten führen müssen: Die Köpfe wären zu groß, sie könnten die Geburtswege nicht passieren. Aber: Der SPATZsche basale Neocortex könnte durch Differenzierung des Feinbaus (Zyto-, Angioarchitektonik) „Land unter den Pflug nehmen", ohne das Territorium als solches zu vergrößern!

Sie wissen, daß es zu einer generellen Beschleunigung der somatischen Gesamtentwicklung, zu einer *Acceleration*, während der letzten 200 Jahre gekommen ist. Das bedeutet neben der Beschleunigung des Wachstums auch eine Veränderung aller Organgewichte. ZIEGLER (in Winterthur) hat die Korrelation zwischen der Zunahme des Gehirngewichtes der erwachsenen Londoner Bevölkerung mit dem gesteigerten Zuckerkonsum zwischen den Jahren 1860 bis 1940 erarbeitet (1979). Klaus KAYSER hat eine Abnahme der Herzgewichte als Folge der „Immobilisation" der modernen Bevölkerung unseres Einzugsgebietes wahrscheinlich gemacht (1985). Allein, Gewichtszunahme und zellulare Differenzierung, oder aber Gewichtsabnahme und zellulare Rarefikation, machen einen Unterschied. Von einer besseren „Kultivierung" des basalen Neocortex wissen wir bis jetzt nichts. Dennoch glaubt man zu wissen, daß in historischer Zeit eine Vergrößerung des Schädelvolumens, vor allem eine Veränderung der Kopfform, stattgehabt hatten.

Durch Vermessung der Proportionen zwischen Hirnschädel und Gesichtsschädel an 15 000 historischen Bildwerken aller Art konnte ein „Orbital-Index" erarbeitet werden, der es wahrscheinlich macht, daß die basalen Teile des Stirnhirnes größer geworden sind, daß die Nasenwurzel stärker eingezogen, das Profil besser konturiert wurde; der Hirnschädel erscheint höher und die Kopfform ist einer „Rundung" angenähert (v. BORMANN et al. 1970). Runde Köpfe haben größere Volumina, sie seien das Symptom einer „Hominisierung" und jene das Beispiel einer Orthogenese.

Kunsthistorisch gesehen sei die Renaissance im Abendland erst dann aufgetreten, als die Profilindices der mitteleuropäischen Bevölkerung den Stand jener der gebildeten Menschen der Antike erreicht hätten.

Die Gehirnmutanten der Menschen der heutigen Hochkulturen des Abendlandes und des fernen Ostens (in Heidelberg also und in Tokyo) scheinen keine erkennbaren letalen Faktoren aufzuweisen. Warum sollten wir also schon jetzt verzagen?

2. Ein schwierigerer Punkt scheint mir bei der *Plazentation* zu liegen. Bekanntlich gibt es unterschiedliche Grade der Vollkommenheit, in dem sich das embryonale mit dem mütterlichen Gewebe vereinigen. Durch die Art und Weise, in der sich das Chorion in die Decidua einsenkt, kann eine Klassifikation der Plazentationstypen erarbeitet werden. Wie innig auch immer die Verbindung zwischen Mutter und Frucht organisiert sein mag, es kommt niemals vor, daß beide Blutkreisläufe direkt miteinander kommunizieren. Die Deckzellschicht der Plazentarzotten (das Chorionepithel) wird *immer* die Grenzfläche der „Welt des Embryo" nach außen darstellen. Nach dem Grad der Schwierigkeit, die dem Stofftransport von der Mutter zum Keimling entgegensteht, werden bestimmte Hauptformen der Plazenta unterschieden. Der Mensch trägt eine Placenta haemochorialis (eine solche findet sich bei allen Primaten, bei Nagern und Eutherien [Insektenfresser]). Hier werden optimale Bedingungen für die

Frucht, aber ungünstige für die Mutter, geschaffen. Während das Menschenkind durch eine Deckzellenschicht geschützt ist, liegt das mütterliche Gewebe gleichsam offen. Hierin ist eine der Bedingungen für die Entstehung sogenannter Schwangerschaftstoxikosen zu sehen. Das Vordringen der kindlichen Deckzellen (chorialen Wanderzellen) in das mütterliche Gewebe ist nichts anderes als ein sehr spezielles Organisationsmerkmal.

Unser verstorbenes Akademie-Mitglied Kurt GOERTTLER in Freiburg drückte das so aus: Festgefahren in einer Sackgasse ist die Zukunft des menschlichen Geschlechtes allein gewährleistet bei äußerster Ausnutzung des mütterlichen Organismus. Alle Vorteile beim Bau der menschlichen Placenta liegen beim Kinde, alle Nachteile bei der Mutter.

Tatsächlich hat der Anatom GROSSER das Aussterben des Genus homo für künftige geologische Erdepochen vorausgesagt, – wie ja auch der Säbeltiger und der Riesenhirsch an den Folgen ihrer einseitigen Spezialisierung zugrunde gegangen seien.

Die Schwierigkeiten bei der Geburt künftiger menschlicher Keimlinge mit unverhältnismäßig großen Köpfen und die immunkritische Situation bei orthograder Entwicklung der Plazentation zwingen uns, darüber nachzudenken, ob man nicht doch – in 1000 Jahren (?) – den „Retortenbabies" die ethische „Gebrechlichkeit" nehmen könnte. sic!

3. Ein weiterer Engpaß, der die Zukunft der Menschen in Frage stellen könnte, liegt bei der *Blutversorgung des Herzens*. Ohne auf die leidige Frage einzugehen, ob man die coronare Insuffizienz ausschließlich als Folge mangelhafter Blutversorgung oder aber auch sonst, etwa als Ausdruck einer exzessiven funktionellen Belastung („Erschöpfungsnekrosen" im Sinne von FROBOESE), erklären kann, wird man bedenken müssen: Wenn eine erwiesenermaßen erstaunliche Dichte der Vaskularisation des Herzmuskels besteht, wie kann es sein, daß bei tödlichen ischämischen Herzmuskelerkrankungen in aller Regel einige wenige Coronarverschlüsse genügen, um den Tod herbeizuführen?

Offenbar reichen die Anastomosen nicht aus. Anastomosen besitzen und Anastomosen in Betrieb zu nehmen, ist ein Unterschied. *Warum hat der Mensch kein phylogenetisch besser ausgereiftes Coronargefäßsystem?* Wenn man die Reihe der Wirbeltiere darauf prüft, welche Typologie der Coronararterien existiert, muß man drei Tatsachen anmerken:

a) Die Arteria coronaria dextra ist aus *einem* Stück gearbeitet *(Abb. 14)*. Sie ist die stammesgeschichtlich ältere. Die Arteria coronaria sinistra besteht aus drei Compartimenten, sie ist ein Flickwerk, sie ist phylogenetisch jünger, die Störanfälligkeit beim Menschen größer.

b) Bei Reptilien existieren Herzspitzenbänder, zwar nicht bei allen, aber bei vielen, vor allem den großen Echsen und Schildkröten. Sie führen einen kaudalen arteriellen Zubringer, der sein Blut aus den Arteriae mammariae

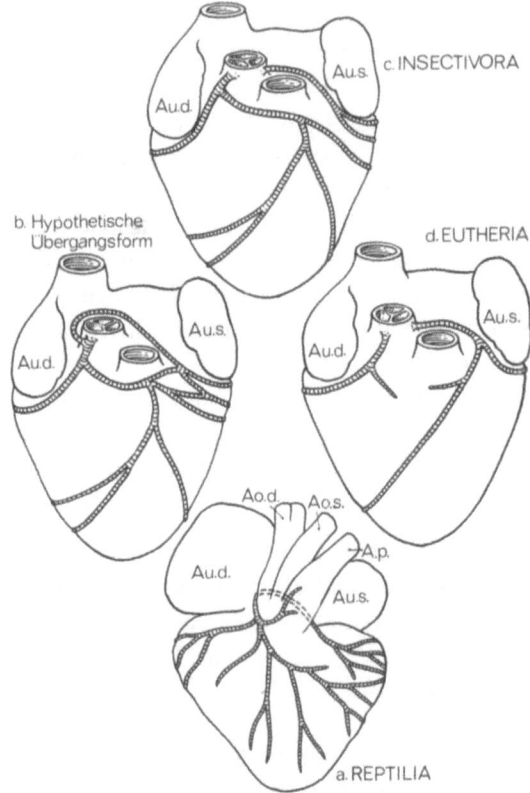

Abb. 14. Charakterisierung der entwicklungsgeschichtlichen Schritte der Herzkranzschlagadern in der Stammesgeschichte. Der Mensch ist angeschlossen an die Verhältnisse der hypothetischen Übergangsform. Die Coronoaria dextra ist einheitlich, aus „einem" Stück gearbeitet, die Coronaria sinistra uneinheitlich, sie gleicht einem Flickwerk

internae erhält *(Abb. 15)*. Derlei kommt auch beim Menschen vor, etwa im Rahmen angeborener Herzfehler und als atavistische Reminiszenz *(Abb. 16)*.

c) Während der Ontogenese des Warmblüterherzens gibt es vorübergehend ein Mesocardium dorsale *(Abb. 17)*. Auch dieses führt einen Zubringer, gleichsam eine vierte Kranzarterie. Sie wird aus dem arteriellen Vorderdarmplexus gespeist. Im fertigen menschlichen Herzen bleibt ein winziges Residuum, die HAASsche Arterie, die den Atrioventrikularknoten der spezifischen Muskulatur, ein Zentrum der Reizbildung für die Herzaktion, versorgt *(Abb. 18)*.

In den Fällen, in denen Herzinfarkte ohne adäquaten Coronarverschluß — etwa nach Blutdruckabfall aus anderer Ursache — entstehen, liegen diese Infarkte immer am Ort der einst vorhanden gewesenen Zubringer 3 und 4, d. h. ventroapikal und dorsobasal.

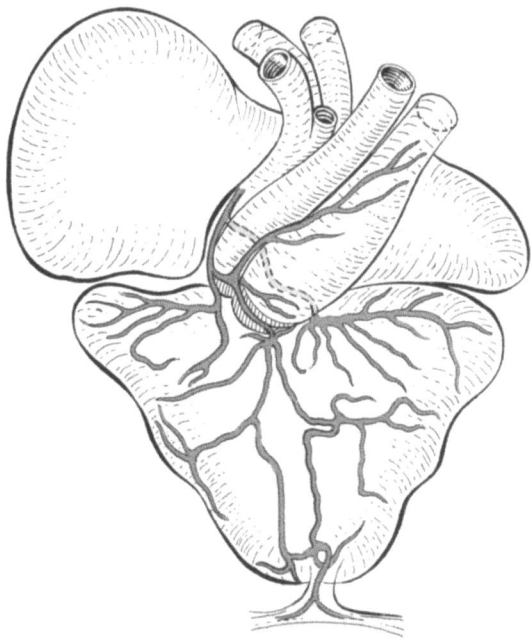

Abb. 15. Herzspitzenband des Herzens großer Echsen. Dieser Zubringer wird aus den Aa. mammariae internae gespeist

Hinsichtlich der Sauerstoffversorgung des Herzens wurde in der Geschichte des homo sapiens ein konstruktiver Weg beschritten, der die Züge sogenannter Heterochronie trägt. Ich will damit sagen, daß die Zubringer 3 und 4 zu einer Zeit geopfert wurden, zu der das System der typischen (banalen) Kranzschlagadern noch nicht derart ausgereift, die Reagibilität der Anastomosen noch nicht so gesichert war, daß das muskelstarke, zu einem kompakten Körper umgestaltete, in eine venöse und eine arterielle Seite unterteilte Herz mit ausreichender Sicherung das dem Herzen nachgeschaltete sauerstoffhungrige Gehirn hatte unter allen Umständen versorgen können! Es ist, als ob eine gestaltende Hand, koste es, was immer es wolle, dafür gesorgt hätte, daß eine progressive Cerebration ein geistbegabtes Wesen entstehen lassen konnte, welches imstande wäre, höhere Zusammenhänge begründbar zu erkennen. So verstanden bewirken die anthropologischen Umrisse so etwas wie eine *Transzendentalwissenschaft*. Könnte die menschliche Lebenserwartung auf etwa 120 Jahre verlängert werden, würde die altersbedingte Coronarinsuffizienz vorwiegend wegen der durch den Fortgang des Lebens beeinträchtigten Kranzschlagaderfunktion als Vinculum, als somatische Fessel, erschreckend deutlich werden.

„Grenzen der Menschheit" existieren nicht nur im Sinne einer idealistischen *Morphologie*. Sie bestehen ganz echt im Sinne der Krankheitsforschung unter

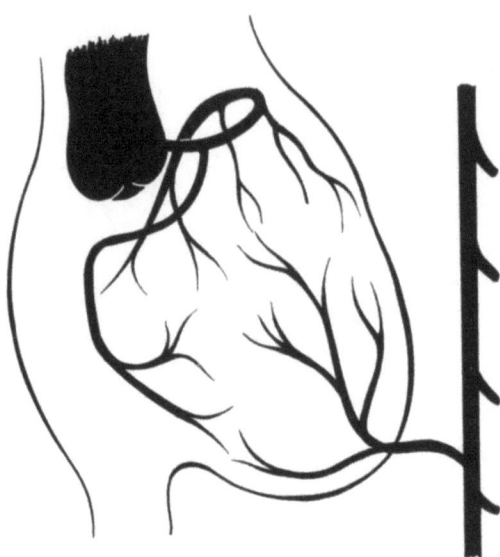

Abb. 16. Angeborener Herzfehler, zufällige Beobachtung bei einer Operation. An die Stelle des Ramus descendens der A. coronaria sinistra ist ein kaudaler Zubringer aus einer Mammaria interna getreten. Atavistische Reminiszenz

dem Aspekt der Evolutionslehre. Die progressive Cerebration mit kritischer Vergrößerung des spätfetalen Kopfumfanges bis zur Gebärunfähigkeit, die fetomaternelle immunologische Schranke bei weiterer Steigerung des plazentarischen Differenzierungsgrades und die für hohe psychophysische Belastungen des Herzens älterer Menschen prinzipiell ungenügende coronare Blutversorgung sind echte *Grenzpfähle*. Hier stecken wir offenbar wirklich in einer stammesgeschichtlichen Enge, die besonders den Menschen in erdgeschichtlichen zeitlichen Dimensionen aus der beherrschenden Stellung herausführen könnte. So würde das Menschengeschlecht aus natürlicher Ursache erlöschen, ohne äußere Ereignisse – gleich welcher Art (DOERR 1969, 1972).

Selbstverständlich sind *weitere Grenzen* zu bedenken. Ist es nicht so, daß, wenn die moderne Menschheit eine sehr viel höhere mittlere Lebenserwartung des Individuums besitzt, das *Carcinom* (schlechthin) häufiger auftritt? Tatsächlich kann man lesen, Altern sei eine „feldchemische" Erscheinung, Alterungsprozesse könnten durch Höhenstrahlen ausgelöst werden, jene hätten auch eine carcinogene Wirkung (WISSEROTH 1983). Daß chromosomale Aberrationen für Geschwulstentstehung und Entwicklungsstörungen essentiell sind, ist ja bekannt (GROPP 1981). In unserem eigenen „nordbadischen Krebsregister" (DOERR et al. 1980) hatten wir gefunden: Mamma- und Prostatacarcinom steigen mit fortschreitendem Alter an, werden also häufiger, Bronchus- und Uteruscarcinom werden seltener, das Mastdarmcarcinom tritt am häufigsten im 9. Lebensjahrzehnt auf.

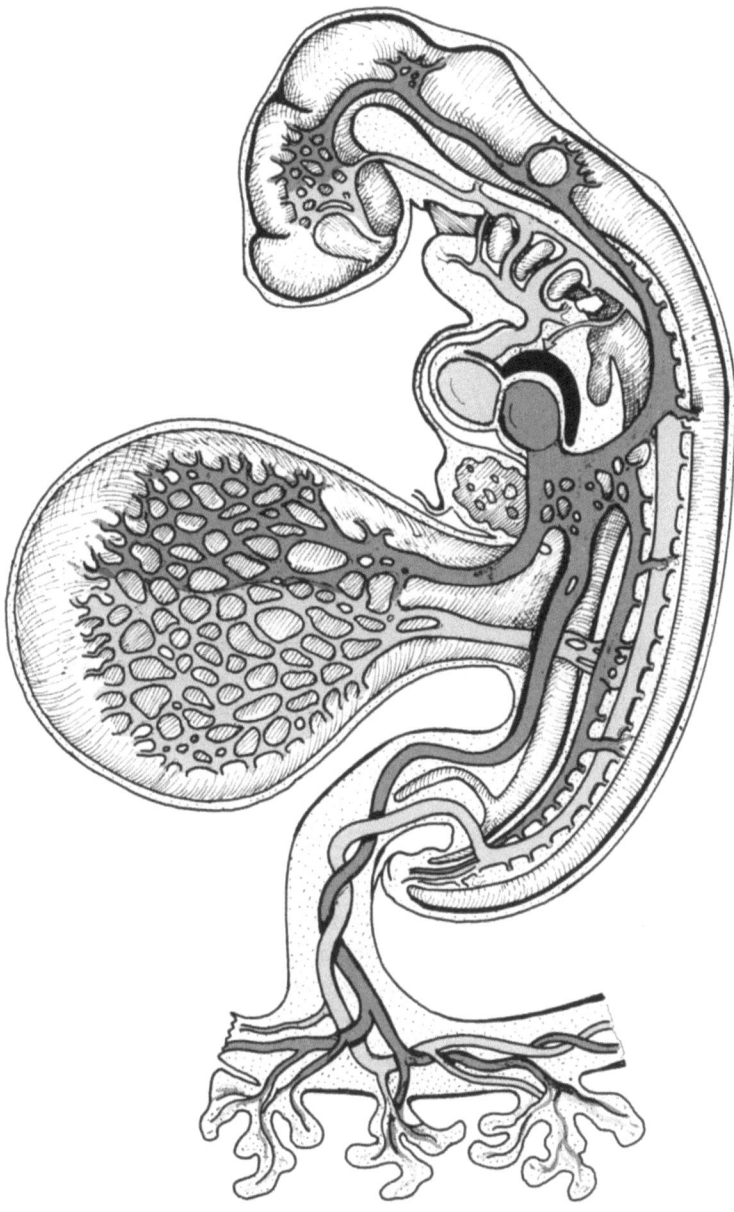

Abb. 17. Schema des Sagittalschnittes durch einen menschlichen Keimling von etwa 14 Ursegmenten Länge. Darstellung des schwarz gezeichneten Haltebandes auf der Dorsalseite der Herzanlage = Mesocardium dorsale. Auf diese zu strebt das grau gezeichnete arterielle Rinnsal aus dem sog. Vorderdarmgeflecht. Dieses Gebilde liegt an der phylogenetisch determinierten Stelle des sog. 4. coronariellen Zubringers. Aus dieser kleinen Schlagader geht ein Residuum hervor, die Haassche Arterie, die aus der definitiven Coronaria dextra hervorgeht und den Atrioventrikularknoten speist. Darstellung unter Verwendung eines Präparates von Patten, verändert von DOERR und HOFMANN (Neue Beiträge zur Theor. Pathologie. Berlin, Heidelberg, New York: Springer 1981, S. 31ff.)

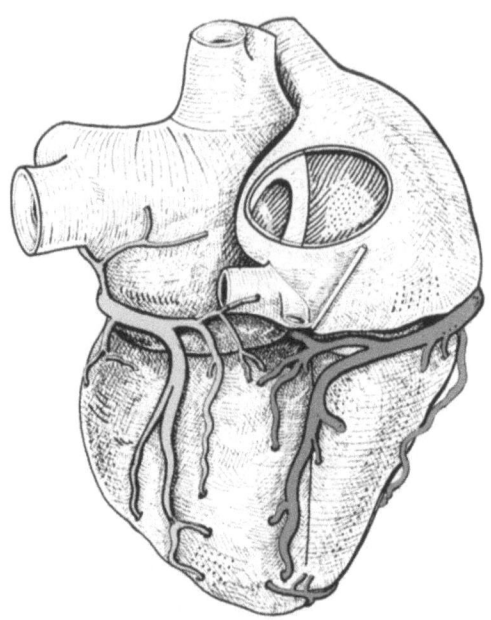

Abb. 18. Darstellung eines menschlichen Herzens vom Erwachsenen in der Ansicht von dorsal. Die Sonde unterfährt die kleine Haassche Arterie. Sie ist nicht immer derart gut erhalten, kann aber in aller Regel bei fleißigem Präparieren gefunden werden. Die Haassche Arterie entspricht dem verlorengegangenen 4. arteriellen Zubringer zum muskelstarken Herzen

Mit steigendem Lebensalter fällt die *immunologische Abwehrbereitschaft* logarithmisch ab. Die mitteleuropäische Bevölkerung besteht aus *zwei gedachten Teilpopulationen*, einer stabilen und einer weniger stabilen. Letztere fällt mit dem vollendeten 7. Lebensjahrzehnt aus; die Menschen sterben am Herz- und Gefäßapparat. Zurück bleibt die stabile, jene ist aber gerade primär nicht tumoranfällig. Das Krankheitspanorama ist also bestimmt nicht einheitlich, und man kann nicht sagen: Wer nur genügend alt wird, stirbt an Krebs, oder aber die Menschheit fände ihr biologisches Ende durch eine pandemische Carcinose.

Was uns mehr und stärker bewegt und was uns im Innersten veranlaßt, die Frage sogenannter Endzeiten zu erörtern, ist etwas ganz anderes: Das menschliche Verhalten ist stammesgeschichtlich programmiert (EIBL-EIBESFELDT 1984). Das Physische und Psychische sind komplementäre Seiten derselben Wesenheit (HEBERER 1981). Inwieweit man einer „genetischen Vernunft" trauen kann, weiß niemand; und es wird immer lauter von einem Gefälle in Richtung auf die *Selbstvernichtung der Menschheit* gesprochen (ALTNER 1981a und b). Die Menschheit benötige ein neues Denken, wenn sie überleben wolle (LOWN 1984; GOTTSTEIN 1984). Die Angst habe aufgehört, die private Angelegenheit des einzelnen zu sein; die abendländische Menschheit liege in Furcht (v. BAEYER 1984).

Wissenschaftliche Prognosen werden in der gedanklichen Verlängerung kausaler Verknüpfungen gewagt, welche aus der Vergangenheit in die Zukunft reichen (KAPLAN, zitiert nach DOERR 1969). Ich muß noch einmal zurückkehren zur Stammesgeschichte der Hominiden. Die aus der Evolution überkommene geistige Kraft reichte aus, die Struktur der Welt zu verändern. Die genetische Evolution unserer Vorfahren in den letzten 2 Millionen Jahren war in erster Linie eine solche des Gehirns. Ernst MAYR formulierte das so (1975): Vor etwa 3 Mill. Jahren hatten unsere Ahnen eine Schädelkapazität von 400 ml; in $2\frac{1}{2}$ Mill. Jahren sei ein Anstieg auf 1500 ml erfolgt. Dies sei der schnellste evolutive Vorgang, der je bekannt wurde. Dennoch muß gesagt werden (ich zitiere unser Akademie-Mitglied Hans MOHR): Unsere angeborenen kognitiven und Handlungsstrukturen sind im wesentlichen entstanden als Anpassung an die Umwelt des späten Pleistozäns. Diese Entwicklung wurde limitiert durch die Verfügbarkeit von Signalen bestenfalls des Paläolithikums. Mit anderen Worten: Die cerebrale Entfaltung wurde den soziokulturellen Bedingungen des Cromagnon-Menschen angepaßt. Die Selektion hatte für uns die der Natur gemäßen Denkmuster ausgelesen. Dieser Menschenverstand ist möglicherweise nicht dazu geschaffen, das Verhalten der komplizierten Sozialsysteme unserer heutigen Welt zu begreifen (MOHR 1982; 1983). Es ist eigentlich selbstverständlich, daß in dem Maße, in dem die großen organisch-mechanischen Krankheiten zurücktreten, diejenigen Störungen deutlich werden, die man als Erschöpfungsfolgen unserer Konstitution oder als Anpassungsschwächen im Sinne sogenannter Behaviour science verstehen kann.

Ganz das Gleiche meint Ernst MAYR (1979), wenn er in der Sprache der Zoologen etwa folgendermaßen formuliert: Beim zivilisierten Menschen stimmen die Komponenten des Selektionswertes, und zwar

1. die adaptative Überlegenheit und
2. der Fortpflanzungserfolg

nicht mehr völlig überein. Die natürliche Auslese – bei uns und heute – weiß keine Antwort auf diesen Zustand. MAYR sagt dann wörtlich: „Die Trennung von bloßem Fortpflanzungserfolg und echter Angepaßtheit in der modernen menschlichen Gesellschaft wirft ein ernstes Problem für die Zukunft des Menschen auf".

Wir wollten als letzten (4.) Punkt die Frage prüfen, ob und wie etwaige Schranken und Engpässe überwunden werden könnten. Die Idee der Evolution wirkte seit DARWIN zusammenführend und ordnend. Dabei spielen Zufall und Notwendigkeit die entscheidende Rolle. Zufall und Regel sind die Elemente des Spiels (EIGEN und WINKLER 1975). Der Mensch ist weder ein Irrtum der Natur noch sorgt diese automatisch für dessen Überleben. Die Zugehörigkeit des Menschen zu seiner Biosphäre ist unbestritten; für die Gestaltung unseres Lebens ist die Erwartung der Zukunft konstitutiv (HÜBNER 1981). Ethik und Erkenntnis dürfen oder können nicht beziehungslos nebeneinander stehen. Also haben wir uns um die Erhaltung der humanen Substanz zu bekümmern. Wissenschaft begründet nichts „Letztes", sie entdeckt „Wege" und gibt „Vorletztes" frei. Wir haben im Hinblick auf den Plan der Schöpfung Gottes Wissen usurpiert, aber wir haben selbstverständlich nicht dessen Einsicht gewonnen.

Wir könnten von einer anthropologischen Ethik, einer Gesinnungsethik oder im Sinne von Hans JONAS von Verantwortungsethik sprechen (DOERR 1982). Über Ethik zu sprechen, ist unerläßlich, aber doch beschwerlich. Denn das stark befrachtete „Ethikschiff" (wie ich es einmal nannte) ist schwerfällig, seine Gallionsfigur ist die „Verantwortung". Sie verursacht einen Immobilismus und zwar durch Verneinung jeder Innovation. Wer jeden Irrtum vermeiden will, darf nie etwas Neues versuchen. Der Fortschrittsgedanke aber ist homo sapiens sapiens immanent, seit 20000 Jahren. Wenn unser Leben einen Sinn haben soll, brauchen wir ein wenig „Utopie", aber wir brauchen auch Mut, Glauben und Vertrauen, ich meine Gottvertrauen!

Der Mensch ist ein „Gehirntier und noch etwas dazu". Anpassungsfähigkeit und Plastizität des Großhirns sind bekannt (GORLITZER von MUNDY 1967). „Gezielte" Eingriffe in das genetische System in der Absicht, die Leistungsentfaltung des mediobasalen Orbitalhirnes zu erzwingen – sicher, risikolos, ohne Nebenwirkungen, etwa durch pharmakologische Insulte – erscheinen im Augenblick unmöglich[4]. Eine Stimulation aber der ohnehin vorhandenen Orthogenese, d. h. der zunehmenden Inbetriebnahme des mediobasalen Neocortex durch einen „gesteuerten" Psychometabolismus, ist vielleicht erreichbar.

Seitdem man weiß, daß nur etwa 5% aller zellularen Mutationen von morphologisch nachweisbaren Veränderungen gefolgt sind, seitdem es die molekularbiologisch arbeitende Anthropologie wahrscheinlich gemacht hat, daß viele Entwicklungsabläufe kürzer waren, als früher angenommen wurde, und daß man tunlichst eine „punktualistische" und eine „gradualistische" Entwicklungsgeschichte unterscheiden soll, ist der Verdacht naheliegend, daß auf sehr lange Zeiträume plötzliche Ausbrüche, also kurze Intermezzi durch morphogenetisch leistungsfähige Mutationen folgen. Es könnte also – sozusagen rein probabilistisch – zu einer nochmaligen Verdoppelung der Ganglienzellen oder einer zusätzlichen Ramifikation der neuronalen Geflechte der mehrfach angesprochenen Großhirnrindenareale kommen, *wenn* man den adäquaten Reiz für eine Zellularisierung kennte. Zellteilungen erfolgen in aller Regel auf Reizwirkungen, die der Nervenzellen im allgemeinen aber nicht. Andererseits scheint eine gewisse Grenze unserer intellektuellen Einsichten erreicht. Wir waren zu einem gradlinigen Denken in Kausalketten erzogen. Heute liegt unsere Wissenschaft in der Lösung komplexer Systeme mit starker Vernetzung. Dabei treffen wir auf die Nicht-Linearität des Zusammenwirkens von Einzeltatsachen. Wir Pathologen tun uns hart im Umgang mit derlei Komplexen, die uns im Alltag in unsren Gutachten entgegentreten. Die sequentielle eindimensionelle Art unseres Denkens ist bei der Er-

---

[4] Vgl. die interessanten Ausführungen von BÖHME 1975, Friedrich VOGEL 1975 (HÜBNER 1984).

fassung dieser Sachverhalte überfordert. Wenn es richtig ist, daß die Umwälzung aller Lebensumstände durch Naturwissenschaft und Technik einer Zäsur entspricht, – Gert EILENBERGER hat dies vor einigen Monaten so formuliert –, die man nur mit dem Einschnitt vergleichen kann, den die Umstellung von der Kultur der nomadischen Jäger – zu den seßhaften Ackerbau-Vorfahren dargestellt haben mag, *ja dann* könnte in eben diesem Entwicklungsvorgang so etwas wie ein adäquater Stimulus für eine weitere Differenzierung des Gehirnes gesehen, –, vielleicht erhofft –, werden!

Mit anderen Worten: Wenn es überhaupt möglich ist, die Grenzen der Menschheitsentwicklung zu überwinden, dann kann dies nur auf dem Weg über eine wohlverstandene Cerebration – Neocorticalisierung – geschehen. Ein unbegrenztes Leben dessen, was man die Biomasse auf unserem Planeten nennt, gibt es aus Gründen der Thermodynamik nicht. Alterung bedeutet Hinstreben zu einem stofflichen Maximum. Am Ende unserer Erde steht ein Gravitationskollaps, eine Katastrophe durch eine unvorstellbare Überdichtung der Materie, – gottlob erst in einigen Milliarden Jahren.

Aber ich halte es mit einem begrenzten *Optimismus* und bin davon überzeugt, daß die Menschheit noch eine große Zeit der geistigen und sittlichen Blüte vor sich haben kann, finden sich nur alle diejenigen und immer wieder zusammen, die guten Willens *und* die sachverständig sind!

Literatur

ALTNER G (1981a) Der Darwinismus. Die Geschichte einer Theorie. Wiss Buchgesellschaft, Darmstadt
ALTNER G (1981b) Tod, Ewigkeit und Überleben. Quelle und Meyer, Heidelberg
BAEYER W v (1984) Angst als erlebtes Bedrohtsein. Nervenarzt 55:349
BAYREUTHER K (1975) Die genetische Regulation des zellulären, organischen und organismischen Alterns. Verh Dtsch Ges Path 59:110
BAYREUTHER K (1978) Der genetisch programmierte Tod. DFG-Mitteilungen, Biowissenschaften 2:18
BERTALANFFY L v (1928) Kritische Theorie der Formbildung. Abh. z. Theoret. Biologie Heft 27. Gebr. Bornträger, Berlin
BERTALANFFY L v (1957) Allgemeine Systemtheorie. Deutsche Universitätszeitung 12: Heft XII 5–6: 8
BÖHME H (1975) Gezielte Eingriffe in das genetische System – erste experimentelle Ansätze. Nova Acta Leopoldina NF 42 Nr 218:299
BORMANN F v, REYHER-PAULY S v, WALBE B (1970) Anthropologische Hilfen bei der Klärung einiger geschichtlicher Vorgänge. Ärztl Forschung 24:299
CASPAR M (1948) Johannes Kepler. Kohlhammer, Stuttgart
COLBERT EH (1965) Die Evolution der Wirbeltiere. Fischer, Stuttgart
DOERR W (1969) Futuristische Aspekte einer allgemeinen Pathologie. Heidelberger Jahrbücher 13:1

DOERR W (1972) Anthropologie des Krankhaften aus der Sicht des Pathologen. In: GADAMER H-G, VOGLER P (Hrsg) Neue Anthropologie, Band II. Thieme, Stuttgart, S 386
DOERR W (1982) Erbpathologie und sogenannte Bio-Ethik. Verh Dtsch Ges Path 66:378
DOERR W (1983) Heterochronia and general pathology. Virchows Archiv A401:137
DOERR W (1984) Gestalttheory and morbid anatomy. Virchows Archiv A403:103
DOERR W, HÖPKER W-W, HOFMANN W, KAYSER K, TSCHAHARGANE C (1980) Onkologisches Panorama. Sber. Heidelberger Akad. Wissenschaften, mathemat.-naturw. Klasse, Jahrgang 1980, Abh. 4. Springer, Berlin Heidelberg New York
EOCONOMO C v (1929) Der Zellaufbau der Großhirnrinde und die progressive Cerebration. Erg Physiol 29:83–128
EIBL-EIBESFELDT I (1984) Probleme der Massengesellschaft aus ethologischer Sicht. In: KOPP R (Hrsg) Angst und Aggression. Helbing und Lichtenhahn, Basel Frankfurt/Main, S 7
EIGEN M (1975) Rundtischgespräch. Evolution in: Nova Acta Leopoldina NF 42 Nr 218:398
EIGEN M, WINKLER R (1975) Das Spiel. Naturgesetze steuern den Zufall. Piper, München Zürich
EILENBERGER G (1985) Festvortrag. Jahrestagung der AGF Bad Godesberg, 6. November
FROBOESE C (1935) „Erschöpfungsnekrosen" des Herzmuskels. Beitr path Anat 95:496
GEHLEN A (1966) Der Mensch. Seine Natur und seine Stellung in der Welt. Athenäum, Bonn (7. Aufl)
GEORGE U (1984) Darwinismus, der Irrtum des Jahrhunderts. In: Geo, das neue Bild der Erde (Nr 7, S 74 ff)
GERLACH W (1961) Johannes Kepler. Der Ethiker der Naturforschung. Naturwissenschaften 48:85
GERLACH W (1975) Die Evolution des Denkens über die Natur. Nova Acta Leopoldina NF 218:77
GOERTTLER K (1950) Entwicklungsgeschichte des Menschen. Springer, Berlin Göttingen Heidelberg
GORLITZER von MUNDY V (1967) Zur Frage der Anpassungsfähigkeit des Gehirns. Münchn med Wschr 109:1697
GOTTSTEIN U (1984) Hippokratischer Eid angesichts nuklearer Bedrohung. Vortrag Berlin 29. 11. 1984 (hatte im Manuskript vorgelegen)
GROPP A (1981) Chromosomenaberrationen, Geschwülste und Entwicklungsstörungen. Klin Wschr 59:965
GROSSER O (1927) zitiert nach K GOERTTLER
HAMPERL H (1976) Robert RÖSSLE in seinem letzten Lebensjahrzehnt. Springer, Berlin Heidelberg New York (Veröff aus d Forschungsstelle f Theoret Pathologie)
HEBERER G (1981) Darwins Urteil über die abstammungsgeschichtliche Herkunft des Menschen und die heutige Paläanthropologische Forschung. In: ALTNER G (Hrsg) Der Darwinismus. Wissenschaftl. Buchgesellschaft, Darmstadt
HOYLE F, WICKRAMASINGHE Ch (1981) Evolution aus dem Weltraum. Ullstein, Berlin Frankfurt/Main Wien
HÜBNER J (1981) Zur Ethik genetischer Beratung. Theologisch-ethische Aspekte technischer Möglichkeiten in der modernen Medizin. Zschr f evangel Ethik 25:102
HÜBNER J (1984) Perspektiven und Probleme der Gentechnologie. Zschr f evangel Ethik 28:366

KAYSER Kl (1985) Entwicklung der Herzgewichte im Sektionsgut 1900 – 1979. In: MALL G, OTTO HF (Hrsg) Herzhypertrophie. Springer, Berlin Heidelberg New York Tokyo, S 71
KÜPPERS BO (1980/81) Evolution im Reagenzglas. mannheimer forum, S 47
LOWN B (1984) Ärzte in Ost und West gegen die atomare Bedrohung. Vortrag Berlin 29. 11. 1984 (hatte im Manuskript vorgelegen)
MAYR E (1975) Wieweit sind die Grundprobleme der Evolution gelöst? Nova Acta Leopoldina NF 42 Nr. 218:71
MAYR E (1979) Evolution und die Vielfalt des Lebens. Springer, Berlin Heidelberg New York
MAYR E (1982) The growth of biological thought. Havard University Press, Cambridge (Mass.) und London (U.K.)
MOHR H (1982) Leiden und Sterben als Faktoren der Evolution. Zeitwende 53:129
MOHR H (1983) Evolutionäre Erkenntnistheorie – ein Plädoyer für ein Forschungsprogramm. S. ber. Heidelberger Akad. Wissenschaften, mathemat.-naturwiss. Klasse Jahrgang 1983, 6. Abhandlung. Springer, Berlin Heidelberg New York Tokyo
PILBEAM D (1984) Die Abstammung von Hominoiden und Hominiden. Spektrum der Wissenschaft, Mai 1984, Heidelberg
PILLERI G (1967) Considérations sur le cerveau et le compartement du delphinus delphis. Rev. Suisse de Zoologie 74:665
PRIGOGINE I (1980) Vom Sein und Werden. (2. Aufl) Piper, München Zürich
PRIGOGINE I (1980/81) Zeit, Entropie und der Evolutionsbegriff in der Physik. mannheimer forum, S 9
RENSCH B (1959) Vom Tier zum Halbgott. Homo sapiens. van den Hoeck und Ruprecht, Göttingen
RÖSSLE R Biographische Daten cf. HAMPERL
RÖSSLE R (1948) Warum sterben so wenig Menschen eines natürlichen Todes? Experientia IV/8:295
SCHWEIGER H-G (1984/85) Auf der Suche nach dem molekularen Mechanismus der circadianen Uhr. mannheimer forum, S 115
SEITELBERGER F (1973) Das Bild des Menschen in der Sicht der Hirnforschung. Österr. Akad. Wissensch., mathemat.-naturw. Klasse, Jahrgang 1972. Springer, Wien New York, S 38
SIMPSON GG (1984) Fossilien, Mosaiksteine zur Geschichte des Lebens. Spektrum der Wissenschaft, Heidelberg
SPATZ H (1955) Die Evolution des Menschenhirns und ihre Bedeutung für die Sonderstellung des Menschen. Nachr Gießener Hochschulgesellsch 24:52
SPATZ H (1961) Gedanken über die Zukunft des Menschenhirns und die Idee vom Übermenschen. In: BENZ E (Hrsg) Der Übermensch. Rheinverlag, Zürich Stuttgart, S 317
SPATZ H (1962) Ueber Anatomie, Entwicklung und Pathologie des „Basalen Neocortex". Acta Medica Belgica, p 766
SPATZ H (1962 – 1964) Der Basale Neocortex und seine Bedeutung für den Menschen. Ber Physikal Med Ges, Würzburg NF 71:7
SPATZ H (1966) Gehirnentwicklung (Introversion-Promination) und Endocranialausguß. In: HASSKER R, STEPHAN H (Hrsg) Evolution of the forebrain. Thieme, Stuttgart, S 136
SPATZ H (1964) Vergangenheit und Zukunft des Menschenhirns. Jahrb Akad d Wissensch u d Literatur Main, S 228

STARCK D (1978) Vergleichende Anatomie der Wirbeltiere auf evolutionsbiologischer Grundlage Band I. Springer, Berlin Heidelberg New York

TRINCHER K (1981) Die Gesetze der biologischen Thermodynamik. Urban und Schwarzenberg, Wien München Baltimore

UNSÖLD A (1975) Evolution und Kosmos der Erde. Nova Acta Leopoldina NF 42 Nr. 218:91

VOGEL F (1975) Gezielte Eingriffe in das genetische System. Möglichkeiten und Grenzen der Anwendung auf den Menschen. Nova Acta Leopoldina NF 42 Nr. 218:311

WEAVER KF, BRILL DL (1985) The search for our ancestors. National Geographic 168:560

WEIZSÄCKER KF v (1975) Rundtischgespräch Evolution. Nova Acta Leopoldina NF 42 Nr. 218:398

WISSEROTH K (1983) Lebensalter und Carcinogenese – die chemischen Aspekte. Chemiker Zeitung 107:13

WISSEROTH KP (1983) Altern und Krebs in chemischer Sicht. Verlag Dr. Flad, Stuttgart

ZIEGLER E (1979) Beziehungen zwischen dem säkularen Trend des Zuckerkonsums in England und der säkularen Zunahme des Hirngewichtes der Erwachsenen in London zwischen 1860 und 1940. Schweiz med Wschr 109:1126

ZIHLMAN AL (1985/86) Die Rekonstruktion der Evolution des Menschen. In: DITFURTH H v (Hrsg) mannheimer forum, Boehringer, Mannheim 1985/86, S 141

ZWILLING R (1980) Die Herkunft des Lebens. Vortrag Landesuniversitätswoche. Unispiegel, Heidelberg 12

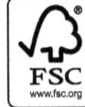

If you have any concerns about our products,
you can contact us on
ProductSafety@springernature.com

In case Publisher is established outside the EU,
the EU authorized representative is:
**Springer Nature Customer Service Center GmbH
Europaplatz 3, 69115 Heidelberg, Germany**

Printed by Libri Plureos GmbH
in Hamburg, Germany